中医特色疗法操作安全指南丛书

毫火针疗法
技术操作安全指南

刘恩明◎主编

中国健康传媒集团
中国医药科技出版社

内 容 提 要

《毫火针疗法技术操作安全指南》是《中医特色疗法操作安全指南丛书》之一。全书分总论和各论两部分。总论介绍毫火针的起源与发展、理论基础、针具选择及操作规范等。各论按病症分类，从临床表现、治则、处方、操作、方义等方面论述。全书所论有呼吸系统疾病（如感冒、支气管炎等）、循环系统疾病（如阵发性心动过速、心肌炎等）、消化系统疾病（如急性胃炎、急性胰腺炎等）、内分泌系统疾病（如甲状腺功能亢进症、糖尿病等）、血液系统疾病（如贫血、白细胞减少症等）、神经精神疾病（如偏头痛、神经衰弱等）及泌尿系统、骨科、妇产科、男科、五官科疾病等。分别详细介绍了每一病症的处方、操作及方义。本书可供临床专业医学生参阅，也可供广大中医、针灸爱好者阅读。

图书在版编目（CIP）数据

毫火针疗法技术操作安全指南 / 刘恩明主编.—北京：中国医药科技出版社，2022.6
（中医特色疗法操作安全指南丛书）

ISBN 978-7-5214-3173-5

Ⅰ.①毫…　Ⅱ.①刘…　Ⅲ.①火针疗法—指南　Ⅳ.①R245.31-62

中国版本图书馆CIP数据核字（2022）第079270号

美术编辑　陈君杞
版式设计　友全图文

出版　**中国健康传媒集团**｜中国医药科技出版社
地址　北京市海淀区文慧园北路甲22号
邮编　100082
电话　发行：010-62227427　邮购：010-62236938
网址　www.cmstp.com
规格　710×1000mm $\frac{1}{16}$
印张　19
字数　319千字
版次　2022年6月第1版
印次　2022年6月第1次印刷
印刷　三河市万龙印装有限公司
经销　全国各地新华书店
书号　ISBN 978-7-5214-3173-5
定价　**59.00元**

获取新书信息、投稿、为图书纠错，请扫码联系我们。

《中医特色疗法操作安全指南》
丛书编委会

学术顾问 （按姓氏笔画排序）

王令习	王海松	车兆勤	卞金玲
石学敏	田维柱	刘　静	李　璟
杨才德	杨伟雄	吴汉卿	吴焕淦
吴绪平	宋钦福	张智龙	陈日新
陈秀华	周　鹏	赵百孝	柯松轩
宣丽华	郭忠福	郭建安	符仲华
雷仲民	滕红丽		

总 主 编　石学敏　陈秀华

常务编委 （按姓氏笔画排序）

王令习	王成龙	王国书	王　朋
王　晶	韦　娟	牛俊明	卞金玲
方　芳	龙顺钦	白伟杰	兰　蕾
庄义杰	刘军洋	刘初容	刘春元
刘恩明	刘　展	许军峰	孙　冰
李　军	李　洁	李滋平	李登科
李　颖	李　霞	杨才德	杨光锋
杨　颖	肖　林	吴汉卿	吴军尚
吴军瑞	吴焕淦	吴璐一	汪宗保
张玉忠	陈少禹	陈艳婷	周次利
周　鹏	赵　帅	赵金妹	赵铭峰
赵湘培	胡　斌	奎　瑜	洪　精
莫昊风	卿　鹏	唐华民	唐纯志
黄　振	黄彬城	梁力宇	梁　凯
彭玲梅	傅立新	滕红丽	

编委会

毫火针疗法源于古代火针。毫火针疗法是在我父亲刘志清"火针贵于针细而刺深"理念的启迪与指导下，传承与创立起来的。我是1944年生人，历经50余年的临床实践，将毫火针广泛应用于内、外、妇、儿、泌尿生殖、风湿、五官、皮肤等各科病症，积累了丰富的临床经验。

毫火针是一套完整、简捷、安全、有效、易学且结合了西医学特点的，疗效显著的特色针灸效法。毫火针既是火针针灸的专用针具，又是一种以热能为本，有效治疗疾病的针灸疗法。毫火针属于火针，但又不同于古代火针（原始火针）或现代常规火针（今日临床所用的传统粗火针）。毫火针有特制的专利针具，有独特的临床诊治疾病的思路，有技术操作的标准与规范。毫火针可用于多种疗法中，能增强临床疗效。如用毫火针刺灸董氏奇穴之驷马上、中、下穴治疗顽固性荨麻疹，可取得显著疗效。

毫火针形式上如同毫针加火针，但其本质上是以针行灸，不同于临床普通的毫针疗法。毫火针不辨虚实，不计补泻，一针之下，其气自来。虽已出针，气至病所，经久不散。可收一针双效（针效与灸效）之功，疗效立时可见。无论从针具的材质、针身所能携载的热能（即蓄热能力）而言，还是从使用者的临床诊治思路、操作方法而言，毫火针皆不同于普通毫针、烧针。普通毫针受针具长度规格制约，不能精准量化进针的深度，刺穴深浅需靠手感控制，操作的安全性得不到保障，故而普通毫针、烧针不能替代毫火针。

2005年，我在"世界针联2005（中国）针灸新技术新趋势发展研讨会暨针灸特色疗法研修会"上发表了《略论毫火针》的论文，毫火针的名字首次被提及。2006年，《中国针灸》杂志S1期刊登了《无痛针灸——毫火针》的文章。2011年，我编著的《刘氏毫火针》一书出版。2013年，毫火针正式入选国家中医药管理局第二批中医医疗技术，归属于中医微创技术类别。广东省中山市中医院担任国家中医药管理局中医医疗技术协作组毫火针技术协作组全国牵头单位，我担任协作组技术负责人。十余家三级甲等医院加入毫火针技术协作组。协作组通过对毫火针进行技术整理与研究，制定了毫火针技术操作规范与标准，为毫火针的进一步传承与发展奠定了坚实的基础。2016年，广东省中山市中医院成立了毫火针研究室。2017年，广东省中山市针灸学会毫火针专业委员会成立。2019年，刘氏毫火针被列入粤港澳大湾区卫生健康推广项目。

目前毫火针技术在国内与国际上均得到了较好的推广与应用。毫火针以其独特的针刺方法和独到的临床疗效获得了广大同行的认可和广大患者的信任与支持。毫火针临床操作简便，疼痛轻微，安全性高，疗效显著，患者依从性好，各级医疗单位均适合开展。为了使广大读者能够全面、准确地掌握毫火针技术，确保毫火针技术的操作规范，保证其临床安全和疗效，进一步促进其发展，特编写此书，以供大家参考应用。

刘恩明
2021年5月

目录

上篇　总论

下篇　各论

上篇 总论

第一章 概 述

第一节 毫火针的定义

毫火针是用特制的针具，以纤细针体作为热的载体，将600℃~800℃的高热量直接送达人体病变组织及经络穴位内，通过内热效应治疗疾病的一种中医微创外治疗法。"毫火针"一词双义，在指针灸治病方法时，毫火针为针灸特色疗法；在指临床操作时，毫火针即针具。毫火针是以针行灸，将"针"与"灸"两种疗法结合在一起，将二者疗效合二为一，一针双效，体现"1+1＞2"的临床疗效，形成以内灸为本质的特色针灸。

毫火针适用于针灸临床上的各种疾病，不管虚实寒热、内外妇儿疾病，都是毫火针的适应证。尤其对于颈肩腰腿等疼痛及功能性障碍、脑卒中、骨伤等疑难并发症及后遗症有明显的治疗优势，安全、微痛、疗效突出。

第二节 毫火针的特点

1.针具特制 毫火针有特制的针具，材质特殊，蕴热能力强，不易折针、弯针，针体纤细，针身长度从10mm至50mm呈阶梯式增长，每阶之间相差5mm，定量化进针深度和荷载热量，有独特的诊治思路和操作方法。

2.内灸 艾条点燃在皮外熏灸，以艾行灸，为外热效应，是外灸法。毫火针烧红，瞬间刺入穴内，以针行灸，为内热效应，是内灸法。内灸与外灸不仅施热的位置不同，施热的温度也不同。普通艾灸火头温度平均为78℃，最高的不超过90℃，治疗时皮肤温度约为40℃。毫火针烧红时为600℃，烧至炽白达800℃，入穴为600℃~800℃。毫火针直接将热量送入穴内，焠通经络，激发气血，其本质是内灸法。

3.灼入 毫火针针刺入穴的过程称为"灼入"。毫火针烧红刺入穴内，以火进针，仅1/10秒，快速如飞，故为灼入。

4.刺灸 毫火针以热治病，针刺本质为送热于穴内，实现内灸，故毫火针凡刺皆为刺灸。

5.一插到底，满针刺针 这是毫火针明显区别于目前临床常用火针的技术操作特点之一。毫火针在充分评估进针部位软组织的厚度和病灶所在深浅度，选择好长度适合的针具后，刺灸一插到底，深至针根，刺满针身。既保证将热量准确送达病所，获得最佳临床疗效；又保证了刺入的深度，保障了操作安全。

6.对阿是穴的独特定义 经过大量的临床实践验证，毫火针认为阿是穴存在显性、隐性与双性3种表现形式。"捏其上"，按之只痛不紧（无挛缩），为显性阿是穴；"捏其上"，按之只紧（挛缩）不痛，为隐性阿是穴；"捏其上"，按之又痛又紧（挛缩），为双性阿是穴。刺灸阿是穴，首选双性阿是穴，次选隐性阿是穴，最后选择显性阿是穴。按此规律选穴治疗，往往下针即能取得疗效，甚至能获得意想不到的效果。

7.毫火针不计补泻 《红炉点雪》曰"虚病得火而壮者……有温补热益之义也"，谓火之"补"。《针灸聚英》曰"盖火针大开其孔穴，不塞其门，风邪从此而出"，谓火之"泻"。又曰"火针惟假火力，无补泻虚实之害"。热有弥散性和渗透性。热能通过气血津液等媒介向周围散布，循经向脏腑肢节散布。毫火针将高热量送入穴内，这种弥散性和渗透性作用更强。高热量犹如一股洪流，能自动疏通河道，调节支流，补充湖泊水库。同样，毫火针刺灸入穴后，高热量能迅速推动气血运行，疏通经脉，调节脏腑气血，不需刻意计较补泻，自然就起到补虚泻实的作用。故毫火针临床无虑补泻，亦不必辨虚实，一概刺之。

第二章　毫火针的起源与发展

第一节　古代火针的发展概况

毫火针疗法源于中国古老的火针，是在火针的基础上发展起来的，属于火针疗法。

火针在春秋战国时期已开始应用。《黄帝内经》是自有文字记载的我国最早的医学巨著，当在秦汉时期完成。《黄帝内经》中就有了关于火针的记载，称火针针具为"大针""燔针"，将火针疗法称为"焠刺"法，主要治疗痹症筋骨痛。《灵枢·经筋》将火针疗法称为"燔针"法，其中详细论述了全身十二经筋病症，治疗中都强调"治在燔针劫刺，以知为数，以痛为腧"；《灵枢·官针》中也记载"焠刺者，刺燔针则取痹也"。

此后的医学文献中对火针均有论述，但火针针具与火针疗法的称谓却各不相同。《伤寒论》是汉代医学经典之作，为医圣张仲景所著，将火针称作"烧针"；《备急千金要方》称火针为"煨针"；《针灸资生经》称火针为"白针"。

《伤寒论》又将火针疗法称作"温针"，对火针的适应证、非适应证，以及误治后的处理做了详细论述，并在《内经》的基础上，进一步丰富了火针疗法的内容，促进了火针疗法的发展。晋代陈延之的《小品方》一书，不但明确提出"火针"的称谓，还将火针疗法用于眼科。唐代孙思邈所著《备急千金要方》一书中有"处疖痈疽，针惟令极热"的论述，这是火针治疗热症的最早记载，进一步扩展了火针适应证的范围。元明时期高武所著的《针灸聚英》一书，系统而全面地论述了火针的疗法，指出"凡癥块结积之病，甚宜火针"，标志着火针疗法渐趋成熟。明代杨继洲所著《针灸大成》一书，总结了明代以前用火针治疗疾病的经验，并把火针列为针灸针法的一种。明代的火针疗法已成熟地走进针灸系统中。直到明清以后，火针疗法才统一了称谓，统称为"火针"。

火针疗法始见于《内经》，成熟于《针灸大成》，鼎盛于明代，却衰落于前清。这是为什么？一是古代火针针具粗长，临床治疗时，"须有屠儿心、刽子手"方可行针。由于创伤大，疼痛剧烈，易留疤，导致人们对火针产生了极大的恐惧感。二是由于清朝实行了限制中医的政策，导致中医药事业衰落，火针的发展亦受到阻碍，陷入了停滞不前的境地。

清朝道光皇帝曾说"针刺火灸，究非奉君之所宜"，认为针刺火灸毕竟是民间医病之法，不适合在宫中为君臣治疗，于是下令废止了太医院的针灸疗法。

以后，火针疗法由简陋的针具、简单的操作、简易的选穴等发展到毫火针针具专用、操作规范量化、取穴灵活广泛与立时可见疗效，经历了不断演变的历程。通过历代医家的改进、发展和完善，火针的针具、操作、临床治疗病种及理论等得到发展，逐步规范与完善，其临床应用也得到不断发展，已成为针灸疗法中独特的医疗体系。

总体来讲，从古至今，历史上火针的进步与发展分为3个阶段，即古代火针阶段、贺氏火针阶段、师氏火针阶段与毫火针阶段。（注：贺氏火针即贺普仁温通火针，师氏火针即师怀堂新九针火针。）

第二节　经典医籍对火针的论述

一、《黄帝内经》

1.《素问·调经论》 帝曰：夫子言虚实者有十，生于五脏，五脏五脉耳。夫十二经脉皆生百病，今夫子独言五脏。夫十二经脉者，皆络三百六十五节，节有病必被经脉，经脉之病皆有虚实，何以合之？岐伯曰：五脏者，故得六腑与为表里，经络支节，各生虚实，其病所居，随而调之。病在脉，调之血；病在血，调之络；病在气，调之卫；病在肉，调之分肉；病在筋，调之筋；病在骨，调之骨。燔针劫刺其下及与急者；病在骨，焠针药熨；病不知所痛，两跷为上；身形有痛，九候莫病，则缪刺之；痛在于左而右脉病者，巨刺之。

必谨察其九候，针道备矣。

2.《灵枢·寿天刚柔》 黄帝曰：刺寒痹内热奈何？伯高答曰：刺布衣者，以火焠之；刺大人者，以药熨之。

3.《灵枢，官针》 病水肿不能通关节者，取以大针。

凡刺有九，以应九变，一曰输刺……二曰远道刺……三曰经刺……四曰络刺……五曰分刺……六曰大泻刺……七曰毛刺……八曰巨刺……九曰焠刺，焠刺者，刺燔针则取痹也。

4.《灵枢·经筋》 足太阳之筋……其病小指支跟肿痛，腘挛，脊反折，项筋急，肩不举，腋支缺盆中纽痛，不可左右摇。治在燔针劫刺，以知为数，以痛为腧，名曰仲春痹也。

足少阳之筋……其病小指次指支转筋，引膝外转筋，膝不可屈伸，腘筋急，前引髀，后引尻，即上乘眇季胁痛，上引缺盆膺乳，颈维筋急，从左之右，右目不开，上过右角，并跷脉而行，左络于右，故伤左角，右足不用，命曰维筋相交。治在燔针劫刺，以知为数，以痛为腧，名曰孟春痹也。

足阳明之筋……其病足中指支胫转筋，脚跳坚，伏兔转筋，髀前肿，㿉疝，腹筋急，引缺盆及颊，卒口僻，急者目不合，热则筋纵，目不开。颊筋有寒，则急引颊移口；有热，则筋弛纵缓不胜收，故僻。治之以马膏，膏其急者；以白酒和桂，以涂其缓者，以桑钩钩之，即以生桑灰置之坎中，高下以坐等，以膏熨急颊，且饮美酒，啖美炙肉，不饮酒者自强也，为之三拊而已。治在燔针劫刺，以知为数，以痛为腧，名曰季春痹也，

足太阴之筋……其病足大指支内踝痛，转筋痛，膝内辅骨痛，阴股引髀而痛，阴器纽痛上引脐，两胁痛引膺中，脊内痛。治在燔针劫刺，以知为数，以痛为腧，命曰仲秋痹也。

足少阴之筋……其病足下转筋，及所过而结者皆痛及转筋。病在此者，主痫瘛及痉，在外者不能俯，在内者不能仰。故阳病者腰反折不能俯，阴病者不能仰。治在燔针劫刺，以知为数，以痛为腧，在内者熨引饮药。此筋折纽，纽发数甚者，死不治，名曰孟秋痹也。

足厥阴之筋……其病足大指支内踝之前痛，内辅痛，阴股痛转筋，阴器不用，伤于内则不起，伤于寒则阴缩入，伤于热则纵挺不收。治在行水清阴气。其病转筋者，治在燔针劫刺，以知为数，以痛为腧，命曰季秋痹也。

手太阳之筋……其病小指支肘内锐骨后廉痛，循臂阴入腋下，腋下痛，腋后廉痛，绕肩胛引颈而痛，应耳中鸣，痛引颔，目瞑，良久乃得视，颈筋急，则为颈瘘颈肿。寒热在颈者，治在燔针劫刺，以知为数，以痛为腧，其为肿者，复而锐之，名曰仲夏痹也。

手少阳之筋……其病当所过者即支转筋，舌卷。治在燔针劫刺，以知为数，以痛为腧，名曰季夏痹也。

手阳明之筋……其病当所过者支痛及转筋，肩不举，颈不可左右视。治在燔针劫刺，以知为数，以痛为腧，名曰孟夏痹也。

手太阴之筋……其病当所过者支转筋痛，甚成息贲，胁急吐血。治在燔针劫刺，以知为数，以痛为腧，名曰仲冬痹也。

手心主之筋……其病当所过者支转筋，前及胸痛息贲。治在燔针劫刺，以知为数，以痛为腧，名曰孟冬痹也。

手少阴之筋……其病内急，心承伏梁，下为肘网。其病当所过者支转筋，筋痛。治在燔针劫刺，以知为数，以痛为腧，其成伏梁唾血脓者，死不治，经筋之病，名曰季冬痹也。

寒则筋急，热则筋弛纵不收，阴痿不用。阳急则反折，阴急则俯不伸。焠刺者，刺寒急也，热则筋纵不收，无用燔针。

5.《灵枢·四时气》　转筋于阳治其阳，转筋于阴治其阴，皆卒刺之。

着痹不去，久寒不已，卒取其三里。

6.《灵枢·九针十二原》　九针之名，各不同形：一曰镵针……二曰员针……三曰锃针……四曰锋针……五曰铍针……六曰员利针……七曰毫针……八曰长针……九曰大针，长四寸……大针者，尖如梃，其锋微员，以泻机关之水也。

7.《灵枢·厥病》　心肠痛，懊憹发作肿聚，往来上下行，痛有休止，腹热，喜渴涎出者，是蛟蛔也，以手聚按而坚持之，无令得移，以大针刺之，久持之，虫不动，乃出针也。

8.《灵枢·九针论》　黄帝曰：余闻九针于夫子，众多博大矣！余犹不能寤，敢问九针焉生？何因而有名？岐伯曰：九针者，天地之大数也，始于一而终于九。故曰：一以法天，二以法地，三以法人，四以法四时，五以法五音，六以法六律，七以法星，八以法风，九以法野。

黄帝曰：以针应九之数奈何？岐伯曰：夫圣人之起天地之数也，一而九之，故以立九野，九而九之，九九八十一，以起黄钟数焉，以针应数也……九者，野也。野者，人之节解皮肤之间也，淫邪流溢于身，如风水之状，面溜不能过于机关大节者也。故为之治针，令尖如梃，其锋微员，以取大气之不能过于关节者也。

黄帝曰：针之长短有数乎？岐伯曰：……九曰大针，取法于锋针，其锋微员，长四寸，主取大气不出关节者也。

二、《伤寒论》（汉代张仲景）

1.《辨太阳病脉证并治上》 太阳病，发热而渴，不恶寒者，为温病。若发汗已，身灼热者，名风温。风温为病，脉阴阳俱浮，自汗出，身重，多眠睡，鼻息必鼾，语言难出。若被下者，小便不利，直视失溲；若被火者，微发黄色，剧则如惊痫，时瘈疭；若火熏之，一逆尚引日，再逆促命期。

太阳病三日，已发汗，若吐，若下，若温针，仍不解者，此为坏病，桂枝不中与之也。观其脉证，知犯何逆，随证治之。

伤寒，脉浮，自汗出，小便数，心烦，微恶寒，脚挛急。反与桂枝，欲攻其表，此误也，得之便厥。咽中干，烦躁，吐逆者，作甘草干姜汤与之，以复其阳。若厥愈足温者，更作芍药甘草汤与之，其脚即伸。若胃气不和，谵语者，少与调胃承气汤。若重发汗，复加烧针者，四逆汤主之。

2.《辨太阳病脉证并治中》 太阳病中风，以火劫发汗，邪风被火热，血气流溢，失其常度。两阳相熏灼，其身发黄。阳盛则欲衄，阴虚小便难，阴阳俱虚竭，身体则枯燥。但头汗出，剂颈而还，腹满微喘，口干咽烂，或不大便。久则谵语，甚者至哕，手足躁扰，捻衣摸床，小便利者，其人可治。

伤寒脉浮，医者以火迫劫之，亡阳，必惊狂，卧起不安者，桂枝去芍药加蜀漆牡蛎龙骨救逆汤主之。

形作伤寒，其脉不弦紧而弱，弱者必渴，被火必谵语。弱者发热脉浮，解之，当汗出愈。

太阳病，以火熏之，不得汗，其人必躁。到经不解，必清血，名为火邪。

烧针令其汗，针处被寒，核起而赤者，必发奔豚，气从少腹上冲心者，灸其核上各一壮，与桂枝加桂汤，更加桂二两也。

火逆下之，因烧针烦躁者，桂枝甘草龙骨牡蛎汤主之。

太阳伤寒者，加温针，必惊也。

3.《辨太阳病脉证并治下》 太阳病，医发汗，遂发热恶寒，因复下之，心下痞，表里俱虚。阴阳气并竭，无阳则阴独，复加烧针，因胸烦，面色青黄，肤𥆧者，难治；今色微黄，手足温者，易愈。

4.《辨阳明病脉证并治》 阳明病，被火，额上微汗出而小便不利者，必发黄。

阳明病，脉浮而紧，咽燥口苦，腹满而喘，发热汗出，不恶寒，反恶热，身重。若发汗则躁，心愦愦反谵语。若加温针，必怵惕，烦躁不得眠。若下之，则胃中空虚，客气动膈，心中懊侬。舌上胎者，栀子豉汤主之。

若渴欲饮水，口干舌燥者，白虎加人参汤主之。

若脉浮，发热，渴欲饮水，小便不利者，猪苓汤主之。

5.《辨少阳病脉证并治》 本太阳病不解，转入少阳者，胁下鞕满，干呕不能食，往来寒热，尚未吐下，脉沉紧者，与小柴胡汤。

若已吐下、发汗、温针，谵语，柴胡汤证罢，此为坏病。知犯何逆，以法治之。

6.《辨少阴病脉证并治》 少阴病，咳而下利谵语者，被火气劫故也，小便必难，以强责少阴汗也。

三、《脉经》（西晋王叔和）

卷七《病不可火证第十六》 太阳中风，以火劫发其汗，邪风被火热，血气流泆，失其常度，两阳相熏灼，其身发黄。阳盛则欲衄，阴虚小便难，阴阳俱虚竭，身体则枯燥，但头汗出，齐颈而还，腹满而微喘，口干咽烂，或不大便，久则谵语，甚则至哕，手足躁扰，循衣摸床，小便利者，其人可治。

太阳病，医发其汗，遂发热而恶寒。复下之，则心下痞，此表里俱虚。阴阳气并竭，无阳则阴独，复加火针因而烦，面色青黄，肤𥆧，如此者为难治。面色微黄，手足温者，愈。

伤寒，加温针必惊。

阳脉浮，阴脉弱，则血虚，血虚则筋惕。其脉沉者，荣气微也。其脉浮，而汗出如流珠者，卫气衰也。荣气微，加烧针，血留不行，更发热而躁烦也。

伤寒，脉浮，而医以火迫劫之，亡阳，惊狂，卧起不安，属桂枝去芍药加蜀漆牡蛎龙骨救逆汤。

问曰：得病十五、十六日，身体黄，下利，狂欲走，师脉之，言当下清血如豚肝，乃愈。后如师言，何以知之？

师曰：寸口脉阳浮阴濡弱，阳浮则为风，阴濡弱为少血，浮虚受风，少血发热，恶寒洒淅，项强头眩，医加火熏，郁令汗出，恶寒遂甚，客热因火而发，怫郁蒸肌肤，身目为黄，小便微难，短气，从鼻出血，而复下之，胃无津液，泄利遂不止，热瘀在膀胱，蓄结成积聚，状如豚肝，当下未下，心乱迷愦，狂走赴水，不能自制。蓄血若去，目明心了。此皆医所为，无他祸患。微轻得愈，极者不治。

伤寒，其脉不弦紧而弱者，必渴，被火必谵语。弱者发热，脉浮，解之，当汗出愈。

太阳病，以火熏之，不得汗，其人必躁，到经不解，必有清血。

阳明病，被火，额上微汗出，而小便不利，必发黄。

阳明病，其脉浮紧，咽干口苦，腹满而喘，发热汗出，而不恶寒，反偏恶热，其身体重。发其汗则躁，心愦愦而反谵语，加温针必怵惕，又烦躁不得眠。

少阴病，咳而下利，谵语，是为被火气劫故也，不便必难，为强责少阴汗也。

太阳病二日，而烧瓦熨其背，大汗出，火气入胃。胃中竭燥，必发谵语，十余日振而反汗出者，此为欲解。其汗从腰以下不得汗，其人欲小便反不得，呕欲失溲，足下恶风，大便坚者，小便当数，而反不数及多，便已，其头卓然而痛，其人足心必热，谷气下流故也。

四、《备急千金要方》（唐代孙思邈）

1. **卷六下《七窍病下》** 治酒醉，牙齿涌血出方……又方，烧钉令赤，注血孔中，止。

2. **卷二十二《丁肿痈疽》** 凡用药帖，法皆当疮头处，其药开孔，令泄热气。亦当头以火针针入四分，即差。

3. **卷十《伤寒下》** 侠人中穴，火针，治马黄黄疸，疫通身并黄，语音已不转者。

4.卷二十三《痔漏》 凡项边腋下先作瘰疬者，欲作漏也，宜禁五辛酒面及诸热食。

凡漏有似石痈，累累然作疬子，有核在两颈及腋下，不痛不热。治者皆练石散傅其外，内服五香连翘汤下之。

已溃者治如痈法，诸漏结核未破者，火针针，使着核结中，无不差者。

5.卷二十九《针灸上》 火针亦用锋针，以油火烧之，务在猛热，不热即有损于人也。隔日一报，三报之后，当脓水大出为佳。

巨阙、太仓、上下管，此之一行有六穴，忌火针也。大癥块当停针，转动须臾为佳。

每针常须看脉，脉好乃下针，脉恶勿乱下针也。下针一宿，发热恶寒，此为中病，勿怪之。

6.卷十四《小肠腑》 扁鹊曰：百邪所病者，针有十三穴也……第五针外踝下白肉际足太阳，名鬼路，火针七锃，锃三下（即申脉穴也）。第六针大椎上入发际一寸，名鬼枕，火针七锃，锃三下。第七针耳前发际宛宛中，耳垂下五分，名鬼床，火针七锃，锃三下……第十针直鼻上入发际一寸，名鬼堂，火针七锃，锃三下（即上星穴也）……第十二针，尺泽横纹外头，接白肉际，名鬼臣，火针七锃，锃三下，此即曲池。

五、《千金翼方》（唐代孙思邈）

卷二十三《疮痈上·诊痈疽有脓法第五》 凡痈按之大坚者，未有脓；半坚半软者，半有脓；当上薄者都有脓。有脓便可破之，不尔侵食筋骨也。破之法，应在下逆上破之，令脓易出，用铍针。脓深难见，肉厚而生者，用火针。若不别有脓者，可当其上数按之，内便隐痛，殃坚者未有脓，泄去热气，不尔，长速则不良。

六、《外台秘要》（唐代王焘）

第十三卷 又疗无辜，脑后两畔有小缕者方。

无辜之病，此结为根。欲疗者先看结之大小，然后取细竹斟酌笼得此结，便截竹使断，状如指环形，仍将此竹笼结，自然不得转动。以火针针结子中央，作两下，去针讫，乃涂少许膏药，无者杂油亦得。须待三两日，又如前报针。更经一两日，当脓水自出。若不出，复如前针，候脓溃尽，结便自散。俗法多用刀子头割者，谓之割无辜。比来参详，殊不如针之以绝根本。恐患者不悉，故复重说之。

七、《圣济总录》（宋代赵佶）

卷第一百九十四《治痈疽疮肿灸刺法》 凡痈疽始发，或小或大，或如米粒，此皆微候。急须攻之。若无医药处，即灸当头百壮。一方云：七八百壮，其大重者，灸四面及中央，二三百壮，亦宜当头，以火针针入四分。

八、《针灸资生经》（宋代王执中）

1.**卷四《心痛》** 荆妇旧侍亲疾，累日不食，因得心脾病，发则攻心腹，后心痛亦应之，更不可忍，与儿女别。以药饮之，疼反甚，若灸，则遍身不胜灸矣。不免令儿女各以火针微之，不拘心腹，须臾，痛定即欲起矣。神哉。

2.**卷四《喘》** 舍弟登山，为雨所搏，一夕气闷几不救，见昆季必泣，有欲别之意。予疑其心悲，为刺百会不效。按其肺俞，云其痛如锥刺，以火针微刺之，即愈。因此与人治哮喘，只谬肺俞，不谬他穴。

3.**卷五《腰痛》** 舍弟腰痛，出入甚艰，予用火针微微频刺肾俞，则行履如故。

有妇人久病而腰甚疼，腰眼忌灸，医以针置火中令热，谬刺痛处，初不深入，既而疼止。

4.**卷七《腹寒热气》**《千金翼》云：五劳六极，复生七伤，变生七气，积聚坚牢如杯，留在腹内，心痛烦冤，不能饮食，时来时去，发作无常，寒气为病则吐逆心满，热气为病则恍惚闷乱，长如眩冒，又复失精云云。宜服局方七气汤。若冷气忽作，药灸不及，只用火针微刺诸穴与疼处，须臾即定。

九、《伤寒九十论》（宋代许叔微）

仲景论暍有三证，一则汗出，恶寒，身热而渴；一则发热，恶寒，身疼痛，其脉弦细芤迟；一则夏月伤冷水，水行皮中，身热，疼痛重而脉微弱，不可下，不可行温针。

十、《太平圣惠方》（宋代王怀隐）

卷第五十五《治三十六种黄证候点烙论并方》 夫诸黄者，其黄皆因伤寒为本。五脏互有所伤……六腑不和。七神无主，情意改变，或起坐睡卧不安，或狂言妄语，忽喜忽悲，或寒或热，或即多言，或即不语，多饶喜笑，妄见鬼神，四肢沉重，挟举不行。或即潜身便走，气力倍加，如此状候并是五脏热极，闭塞不通。或有鼻衄不止，口内生疮。或有小便不利，大便不通。有此状证，速宜点烙，及依后方治疗，必得痊平也。

十一、《外科精义》（元代齐德之）

1.卷上《针烙疮肿法》 夫疮疽之疾，证候不一，针烙之法，实非小端。盖有浅有深，有迟有速，宜与不宜，不可不辨。盖疽肿皮厚，口小肿多，脓水出不快者，宜用针烙……如有未成脓已前，不可以诸药贴燋渍救疗，以待自消。久久不消，内溃成脓，即当弃药，从其针烙，当用火针，如似火箸，磨令头尖如枣核样圆满，用灯焰烧，须臾，作炬数搵，油烧令赤，于疮头近下烙之，一烙不透，即须再烙，令透。要在脓水易出，不假按仰。

近代良医，仓卒之际，但以金银铁铤，其样如针者，可通用之，实在泄其毒也。或只以木炭熟火猛烧通赤，蘸油烙之，尤妙。烙后实者燃发为纤，虚者以纸为纤，于纤上蘸药纤之，上以帛摊温热软黏膏贴之，常令滋润，勿令燥也。夫疮疽既作，毒热聚攻，蚀其膏膜，肌肉腐烂，若不针烙，毒气无从而解，脓瘀无从而泄，过时不烙，反攻其内，内既消散，欲望其生，岂可得乎？

嗟乎！此疾针烙取差，实为当理，然岂太早，亦忌稍迟。尝见粗工不审其证浅深，妄施针烙之法，或疮深针浅，毒气不得泄，以致内溃；或疮浅烙深，误伤良肉，筋骨腐烂，或抑擦掀动，加益烦痛；或针之不当，别处作头，或即时无脓，经久方溃，遂使痛中加痛，真气转伤。详其所由，不遇良医也。以此推之，凡用医者，不可不择，纵常医疗之得痊者幸矣！

2.卷上《论疗疮肿》 若或针之不痛无血者，以猛火烧铁针通赤，于疮上烙之，令如焦炭，取痛为效。

十二、《针灸聚英》（明代高武）

卷三《火针》 经曰：焠针者，以麻油满盏，灯草令多如大指许，从其灯火烧针，频以麻油蘸其针，烧令通红，用方有功。若不红者，反损于人，不能去病。烧时令针头低下，恐油热伤手。先令他人烧针，医者临时用之，以免致手热。才觉针红，医即取针，先以针安穴上，自然干，针之亦佳。凡行针点灸相似，以墨记之，使针时无差。穴道差，则**无功**。

火针甚难，须有屠儿心、刽子手，方可行针。先以左手按定其穴，然后针之，切忌太深，深则反伤经络；不可太浅，浅则治病无功，但消息取中也。

凡大醉之后，不可行针，不适浅深，有害无利。凡行火针，必先安慰病人，令勿惊心。

较之火针及灸，灸则直守艾灼烧过，痛则久也。火针虽则视之畏人，其针下快疾，一针便去，疼不久也。以此则知灸壮候数满足，疼之久也。火针止是一针，不再痛过也。

凡行火针，一针之后，疾速便去，不可久留。寻即以左手速按针孔上，则疼止，不按则疼甚。凡下针，先以手按穴，令端正，频以眼视无差，方可下针。烧针之人，委令定心烧之，恐视他处。针冷治病无功，亦不入内也。人身诸处皆可行针，面上忌之。

凡季夏，大经血盛皆下流两脚，切忌妄行火针于两脚内及足。则溃脓肿疼难退，其如脚气多发复。血气湿气，皆聚两脚，或误行火针，则反加肿疼，不能行履也。当夏之时，脚气若发，药治无效，不免灸之，每一穴上但可灸三壮，劫其病退，壮数之年亦不苦，溃肿脓疮亦易平。

火针者，宜破痈毒发背，溃脓在内，外皮无头者，但按肿软不坚者以溃脓，阔大者按头尾及中，以点记，宜下三针，决破出脓，一针肿上，不可按之，即以指从两旁捺之，令脓随手而出，或肿大脓多，针时须侧身回避，恐脓射出污身。

孙氏曰：凡下火针，须隔日一报之。报之后，当脓水大出，疾则效矣。

凡癥块结积之病，甚宜火针，此非万效之功。火针甚妙，于结块之上，须停针慢出，仍转动其针，以发出污滞。

凡下火针，经一宿，身上发热恶寒，此为中病，无害事。出火针亦行气，火针惟假火力，无补泻虚实之害，惟怕太深有害，余则无妨。

气针者，有浅有深，有补有泻，候气候邪之难，不可误行，恐虚者反泻，实者不宜，又以为害。

世之制火针者，皆用马衔铁，思之令喜意也。此针惟是要久受火气，铁熟不生为上，莫如火炉中用废火箸制针为佳也。初制火针，必须一日一夜，不住手以麻油灯火频频蘸烧，如是终一日一夜，方可施用。

凡治瘫疾，尤宜火针易获功效。盖火针大开其孔穴，不塞其门，风邪从此而出；若气针微细，一出其针，针孔即闭，风邪不出，故功不及火针。

灸者，亦闭门赶贼，其门若闭，邪无出处故也，若风湿寒三者，在于经络不出者，宜用火针，以外发其邪，针假火力，故功效胜气针也。破痈坚积结瘤等，皆以火针猛热可用。又如川僧多用煨针，其针大于鞋针。火针，以火烧之可用，即九针之中之大针是也。其针大于气针，故曰大针者，其功能治风邪入舍于筋骨间不出者宜用之。火针之次也。孙曰：三针者，是锋针、铍针、火针也。火针即煨针也。

按：烧针法仲景以前多用之以致祸，故伤寒书屡言之，如曰：用烧针必惊。烧针令汗，针处被寒，核起发奔豚。加烧针因胸烦之类。今世或用以出痈脓为便。

十三、《本草纲目》（明代李时珍）

《火部第六卷·火针》　释名：火针者，《素问》所谓燔针、焠针也，张仲景谓之烧针，川蜀人谓之煨针。其法：麻油满盏，以灯草二七茎点灯，将针频涂麻油，灯上烧令通赤用之。不赤或冷，则反损人，且不能去病也。其针须用火箸铁造之为佳。点穴墨记要明白，差则**无功**。

主治：风寒筋急挛引痹痛，或瘫痪不仁者，针下急出，急按孔穴则疼止，不按则疼甚，癥块结积冷病者，针下慢出仍转动，以发出污浊。痈疽发背有脓无头者，针令脓溃，勿按孔穴。凡用火针，太深则伤经络，太浅则不能去病，要在消息得中。针后发热恶寒，此为中病。凡面上及夏月湿热在两脚时，皆不可用此。

发明：素问云病在筋，调之筋，燔针劫刺其下，及筋急者。病在骨，调之骨；焠针药熨之。又《灵枢》经叙十二经筋所发诸痹痛，皆云治在燔针劫刺，以知为度，以痛为输。又云：经筋之病，寒则反折筋急，热则纵弛不收，阴痿不用。焠刺者，焠寒急也。纵缓不收者，无用燔针。观此，则燔针乃为筋寒而急者设，以热治寒，正治之法也。而后世以针积块，亦假火气以散寒涸，而发出污浊也。或又以治痈疽者，则是以从治之法，溃泄其毒气也。而昧者以治伤寒热病，则非矣。张仲景云：太阳伤寒，加温针必发惊。营气微者，加烧针则血流不行，更发热而烦躁，太阳病，下之，心下痞，表里俱虚，阴阳俱竭，复加烧针，胸烦、面色青黄、肤瞤者，难治。此皆用针者不知往哲设针之理，而谬用以致害人也。又凡肝虚目昏多泪，或风赤，及生翳膜顽厚，或病后生白膜失明，或五脏虚劳风热，上冲于目生翳，并宜熨之法。盖气血得温则宣流，得寒则凝涩故也。其法用平头针如翳大小，烧赤，轻轻当翳中烙之，烙后翳破，即用除翳药傅点。

十四、《外科正宗》(明代陈实功)

1.《瘰疬论第十九》 火针之法独称雄，破核消痰立大功，灯草桐油相协力，当头一点破凡笼。

治瘰疬、痰核，生于项间，初起坚硬或如梅李，结聚不散，宜用此治针之，插药易消。用缝衣大针二条，将竹箸头劈开，以针双夹缝内，相离一分许，用线扎定，先将桐油一盏，用灯草六七根，油肉内排匀点着，将针烧红，用手指将核捏起，用针当顶刺入四五分，核大者再针数孔亦妙。核内或痰或血，随即流出，候尽以膏盖之。

2.《鱼口便毒论第三十》 一男子患此十余日，情势已成，肿痛日甚，因公事急欲出，不能行走，以火针法针之，出紫血大许。

十五、《证治准绳》(明代王肯堂)

1.《钩割针烙说》 烙能治残风溃眩疮烂，湿热久不愈者，轻则不须烙而治自愈，若红棒障血分之病，割去者必须用烙定，否则不久复生，在气分之白者，不须用烙，凡针烙皆不可犯及乌珠，不唯珠破，亦且甚痛。

凡近筋脉骨节处不得乱行针烙。

痈疽作脓若不针烙，每气无从而解，脓瘀无从而泄，过时不针烙反攻其内，欲望其生岂可得乎？疖皮薄惟用针以决其脓血兼可始也。

十六、《名医类案》（明代江瓘）

一男子，胁肿一块，日久不溃，按之微痛，脉微而涩，此形症俱虚，当补不当泻。及以人参养荣汤，以艾炒热熨患处，脓成，以火针刺之，更用豆豉饼、十全大补汤，百剂而愈。

十七、《针灸大成》（明代杨继洲）

卷四《素问》针论 火针即焠针，频以麻油蘸其针，灯上烧令通红，用方有功。若不红，不能去病，反损于人。烧时令针头低下，恐油热伤手，先令他人烧针，医者临时用之，以免手热。先以墨点记穴道，使针时无差。火针甚难，须有临阵之将心，方可行针。先以左手按穴，右手用针，切忌太深，恐伤经络，太浅不能去病，惟消息取中耳。凡行火针，必行安慰病患，令勿惊惧。较之与灸一般，灸则疼久，针则所疼不久。一针之后，速便出针，不可久留，即以左手速按针孔，则能止疼。人身者处皆可行火针，惟面上忌之。火针不宜针脚气，反加肿痛，宜破痈疽发背，溃脓在内，外面皮无头者，但按毒上软处以溃脓，其阔大者，按头尾及中以墨点记。宜下三针，决破出脓。一针肿上，不可按之，即以手指从两旁捺之，令脓随手而出。或肿大脓多，针时须侧身回避，恐脓射出污身也。

十八、《医宗金鉴·刺灸心法要诀》（清代吴谦）

注：经之九曰大针者，取法于锋针，其锋微圆，长四寸，尖形如梃，粗而且巨，可以泻通机关也。

大针主治法歌：大针主刺周身病，淫邪溢于肌体中，为风为水关节痹，关节一利大气通。

注：大针者，即古人之燔针也，凡周身淫邪，或风或水，溢于肌体，留而不能过于关节，壅滞为病者，以此利之，使关节利，大气通，则淫邪壅于经络，风虚肿毒伤于肌体者，皆可去也。

按：此九针，皆本于《灵枢经》中大小、长短之法，无有异也。但细玩经中九针之用，凡所取者，皆言有余之实邪，则针之不宜于治虚也，从可知矣。

十九、《勉学堂针灸集成》（清代乐显扬）

舌肿如猪胞，以针刺舌下两旁大脉，血出即消，切勿刺中央脉，血不止则死。若误刺，以铜箸火烧烙之，或醋调百草霜涂之。

二十、《本草从新》（清代吴仪洛）

卷十五《灶部·火针》

又肝虚目昏多泪，或风赤及生翳膜，顽厚成病，后生白膜，失明，或五脏劳，风热上冲于目，生翳，病亦熨烙之法，盖气血得温则宜流，得寒则凝涩故也。其法用平头针，如孔大小，烧赤，轻轻当翳中烙之，烙后翳破，即用除翳药敷点。

二十一、《疡医大全》（清代顾世澄）

《论针烙法》 李东垣曰：夫疮疽之候，证候不一，针烙之法，实非小端。盖有浅有深，有迟有速，宜与不宜，不可不辨，盖疽肿皮厚口小，肿多脓水出不快者，宜用针烙；疖皮薄，惟用针以决其脓血，不可烙也。如有未成脓已前，不可以诸药贴燔溻渍救疗，以待自消。久久不消，内溃成脓，即当弃药，从其针烙。

当用火针，如似火箸。磨令头尖，如枣核样圆满，用灯焰烧须臾，作炬数温油，烧令赤，于疮头近下烙之，一烙不透即须再烙令透，要在脓水易出，不假按抑。

近代良医，仓卒之际，但以金银铁锭其样如针者可通用之，实在泄其毒也。或只以木炭熟火，猛烧通赤，蘸油烙之尤妙。烙后实者捻发为纤，虚者以纸为纤，上蘸药纤之。上以帛摊，温热软黏膏药贴之。常令滋润，勿令燥也。

夫疮疽既作，毒热聚攻，蚀其膏膜，肌肉腐烂，若不针烙，毒气无从而解，脓瘀无从以泄，过时不烙，反攻其内，内即消败，欲望其生，岂可得乎！

嗟乎！此疾针烙取差，实为当理，然忌太早，亦岂稍迟。尝见粗工，不审其证浅深，妄施针烙之法，或疮深针浅烙，毒气不得泄，以致内溃；或疮浅烙深，误伤良肉，筋骨腐烂；或抑擦掀动，益加烦痛；或针之不当，别处作头；或即时无脓，经灸方溃，遂使痛中加痛，真气转伤，详其所由，不遇良医也。

以此推之，凡用医者，不可不择，纵常医疗之得痊者，幸矣。（《十书》）

蒋示吉曰：又有烙法，脓已成而皮厚肉深难溃，若不用针烙，使腐肉挟毒热之气，久留肉腠间，将好肉亦化为脓血，此烙法所以有功于溃疡也。若根浅而皮薄者，又何必假此以卖弄乎！

由此观之，皮薄者用白降丹，皮稍厚者则用针，皮极厚而毒附骨者，非烙不可。其法者看疮头最大者，即是脓窍，用熟铁五六寸大针，下半截用竹箸劈开，夹针在内，以意消息，用半寸即露针尖半寸于外，用一寸即露针尖一寸于外，以线扎紧，庶深浅不致有误也。

将针于麻油灯上烧令红透，量疮深浅及所生之处，深浅虚实，插入一寸或二三寸，若未有脓，暂时以纸捻纴入，候次日取出，脓色黄白即愈，赤黑防出鲜血。若在虚处，及筋骨节缝处，不得乱行针烙。针烙入肉，犹宜稍斜，恐透内膜也。

烙迟固为不佳，太早宜生变证。脓深针浅，内脓不出，外血反泄，疮浅针深，内脓虽出，好肉受伤，此用针烙之难也。（《说灼》）

申斗垣曰：顽疬疮瘤妒其脓，半载医治不得愈者，当用烙法，烙之易愈也。

周文采曰：夫顽疬疮瘤妒其脓，半载整年不得愈者，何也？盖于男妇不慎房欲，故多有之，小儿亦因吮及其欲乳，更是一理也。亦有因跌撞妒其脓血，未及将愈，又跌之，故此成其顽疬，不能得愈，百药不效，当用银钱、银匙烧赤，于疬上烙之，不数日而痊。先勿令知之，此真良法也。如无银钱，以铜钱代之，亦可。

胡公弼曰：凡火烙针圆如箸，大如苇，挺头圆平长六七寸，一样二枚，蘸香油于炭火中烧红，有疮头形处烙之，宜斜入向软处一烙，不透再烙，必得脓，非其时所出皆生血，当其时所出黄脓瘀肉，不假按仰，仍以纸捻纴之，勿令口合。

又曰：凡疮毒发在虚处，及筋脉骨节之处，断不可乱行针烙，即用针烙法，宜稍斜防透膜也。

二十二、《疡科会粹》（清代孙震元）

卷之二《章集·针烙》 凡用针烙，先察痈疽之浅深及脓未成已成，高阜而软者，发于血脉；肿平而坚者，发于筋脉；皮色不相辨者，发于骨髓。

高阜而浅者，用铍针开之，疽始生白粒，便可消退；渐长如蜂窠者，寻初起白粒上烙及四围烙四五处；如牛项之皮者，疽顶平而浅者，皆宜用火烙之。

其针用圆针，如箸如纬锭大，头圆平，长六七寸，一样两枚，蘸香油于炭火中烧红，于疮头近下烙之，宜斜入向软处，一烙不透，再烙，必得脓也。

疮口烙者，名曰熟疮，脓水常流下，不假按抑，用纴药使疮口不合，旧用纸捻及新取牛膝根，如疮口大小，略刮去皮，一头系线纴之，不如用翠青、搜脓等锭子，临用以糯米饭和成软条子，看浅深纴之，外用拔毒膏贴之。

疮毒未成，烙之可散，溃而未破，针之可消，但要用得其宜耳。若当用针烙而不用，则毒无从而泄，脓瘀蚀其膏膜，烂筋坏骨难乎免矣。若毒深针浅，脓不得出；毒浅烙深，损伤良肉；不当其所，他处作头，此皆不能愈疾，反增痛耳。

或瘰疬溃久不愈，漏疮经年，或通或闭，痈疽疮口不收，皆因冷滞不能收敛，亦宜疮口内外四畔烙之。痈疽正发及脓见后红肿焮开，用铁针烧赤，四围刺之，则红肿随缩矣。

薛新甫曰：毒气已成者，宜用托里以速其脓；脓成者，当验其生熟深浅而针之。脓生而用针，气血既泄，脓反难成。若脓熟而不针，腐溃益深，疮口难敛。若疮深而针浅，内脓不出，外血反泄。若疮浅而针深，内脓虽出，良肉受伤。若元气虚弱，必先补而后针，其脓一出，诸证自退。若脓出而反痛，或烦躁呕逆，皆由胃气亏损，宜急补之。

若背疮热毒炽盛，中央肉黯，内用托里壮其脾胃，外用乌金膏涂于黯处，其赤处渐高，黯处渐低，至六七日间赤黯分界，自有裂纹如刀划然。黯肉渐溃矣，当用铍针利剪，徐徐去之，须使不知疼痛，不见鲜血为妙。虽有裂纹，脓未流利及脓水虽出而仍疼痛者，皆未通于内，并用针于纹中引之。

若元气虚弱，误服克伐，患处不痛，或肉将死，急温补脾胃亦有生者，后须纯补之药，庶可收敛。若妄用针刀去肉出血，则气无所依附，气血愈虚，元气愈伤矣，何以生肌收敛乎？

又曰：针灸之法，有太乙人神，周身血忌，逐年尻神，逐日人神，而其穴有禁针禁灸之论，犯之者，其病难瘥，理固然也。但疮疡气血已伤，肌肉已坏，宜迎而夺之，顺而取之，非平人针灸之比，保忌之有？

《外科精义》云：疮疡之证，毒气无从而解，脓瘀无从而泄，反攻于内，内既消败，欲望其生岂可得乎？

危恶之发于致命之所，祸在反掌，腹痛、囊痛，二便不通，胸腹胀闷，唇疔喉痹，咽喉肿塞，其祸犹速，患者审之。

《外科大成》：手法，针锋宜随经络之横竖，不则难于收口，部位宜下取，便于出脓，肿高而软者在肌肉，针四五分。肿下而坚者在筋脉，针六七分。肿平肉色不变者，附于骨也，针寸许。毒生背腹、肋胁等处，宜扁针斜入，以防透膜之害。

入针在好肉之处，则磁实而难进，针到脓溃之处，则虚软而无阻。针既透脓，即视针口，必有脓意如珠。斯时也，欲大开口，则将针斜出，欲小其口，则将针直出。所谓迎而夺之，顺而取之也。随以绵纸撚蘸玄珠膏度之，使脓会齐，三二时取出撚，则脓水速干矣，疮口贴呼脓膏，四周敷溃脓散。

又有不宜针者，如疽生于筋脉及骨节，脐门并瘿瘤，再结核推之不动者，俱不宜针。

《心悟》：脓热不针则内溃，未熟早针则气泄不成脓，脓浅针深则伤好肉，脓深针浅则毒不出而内败。

二十三、《金针梅花诗钞》（清代周树冬）

《九刺》 燔针即是火烧针，除痹祛寒效独尊，瘰疬阴疽常焠刺，慎毋炮烙妄施为。

《焠刺》 《灵枢·官针篇》曰：焠刺者刺燔针则取痹也。《甲乙经》曰：焠刺者燔针取痹气也。燔针焠刺即仲景所谓烧针，今则称为火针。将针烧红立即刺入患处，犹如焠铁，故称焠刺。常用以治痹症、阴疽及瘰疬等症。《聚英》言之颇详，今掇集援引如下。

　　燔针者火针也，常针者气针也。燔针频以麻油蘸其针，灯上烧之。烧时令针头低下，恐油热伤手。烧令通红，方可有效；若不红，不但无效，且不能入肉。先以墨记好针处，使针时无差。安慰病人勿令惊惧。切忌太深，恐伤经络，太浅则不能去病。惟消息取中，一针便去，不能久留。左手速按针孔，则痛止，不按则痛甚。但如在结块之上，仍须停针慢出，并转动其针，以发污滞。火针甚难，须有屠儿心、刽子手，方可行针。以治瘫痪癥块结积之病尤宜火针，易获功效。盖火针大开孔穴，不塞其门，则邪从此而出。若气针微细，一出其针，孔穴即闭，风邪不出，故不及火针。凡下火针，须隔日一报之，经一宿身上发热恶寒者，为中病无害也。人身诸处皆可行针，但面上忌之。在夏天血气湿气皆聚于两脚，如误行火针则反加痛肿，不能行履也。温针乃楚人之法，入针于穴，以艾自针尾烧之，亦能取效。

　　又有所谓太乙针、雷火针、阳燧锭、百发神针、治癣神火针、阴症散毒针等，均为燔针之变法，摘录数则，以备选用。

　　太乙针：治风气及一切内外诸病，寒者正治，热者从治。用艾绒三两，硫黄二钱，麝香五分，冰片七分，乳香、没药、丁香、松香、桂枝、杜仲、枳壳、皂角、细辛、白芷、川芎、独活、雄黄、山甲各一钱，火纸卷药末，糊桑皮纸六七层，如爆竹式，长五寸，径围一寸五分，鸡蛋清刷之，阴干，密收。临用时火上烧红，隔布按在穴上针之。

　　内府雷火针：艾绒三钱，丁香五分，麝香二分，卷纸点烧，乘热隔纸捺于患处针之。

　　《本草纲目》雷火神针：艾绒二两，乳香、没药、山甲、硫黄、雄黄、川草乌、桃树皮末各一钱，麝香五分，掺拌，厚纸卷成。

　　内府阳燧锭：治风气并肿毒，硫黄一两五钱，铜勺内化开，依次加入川乌、草乌、蟾酥、朱砂各一钱，僵蚕一条，冰片、麝香各二分，搅匀，倾于磁盆内，荡转成片，收藏。临用时取豆大一片，粘于患处，灯草蘸油烧三五壮，毕，饮醋半盏，使起小泡，挑破出黄水，贴万应膏。

　　百发神火针：治偏正诸风、漏肩、鹤膝、寒湿气、半身不遂、手足瘫痪、痞块、腰痛、小肠疝气、痈疽发背、对口、痰核初起不溃烂者均妙，用生附子、川乌、草乌、大贝母、乳香、没药、血竭、檀香、降香、麝香各三钱，母丁香四十九粒，艾绒作针，熏照患处。

治癖神火针：蜈蚣一条，木鳖仁、灵脂、雄黄、乳香、没药、阿魏、三棱、莪术、甘草、皮硝各三钱，闹羊花、硫黄、山甲、牙皂各二钱，甘遂五钱，麝香三钱，艾绒二两，卷成作针。

阴症散毒针：用羌活、独活、川乌、草乌、白芷、细辛、牙皂、灵脂、肉桂、山甲、雄黄、大贝母、乳香、没药、硫黄、蟾酥、麝香各等份，艾绒作针。

第三节　毫火针的发展源流和现状

毫火针是在古老火针的基础上发展起来的。

火针是中华民族宝贵文化遗产，早在2000多年前就开始了应用。但古代相沿的火针一直是比较粗长的。《灵枢·九针十二原》说"九曰大针，长四寸"，即火针长约100mm。针粗导致对人体损伤过大，痛感强烈，不宜留驻穴中，即"入穴不可深，深则伤及筋肉"。明代高武在《针灸聚英》中引孙思邈言："火针惟假火力……惟怕太深有害。"《针灸大成·火针》说得更具体，刺针"切忌太深，恐伤经络，太浅不能去病，惟消息取中耳"。同时火针针身长，刺入深浅不易准确把握，难以精准操作，以致操作的安全性不易保障。

毫火针源于古代粗体火针，立于近代微小火针，是我在父亲刘志清"火针贵于针细而刺深"理念的启迪与指导下传承与创立起来的。我深晓火针之功与害，于20世纪60年代，依父之法，从钢丝刷上取丝弄直，赋予木柄，烧针刺穴。这便是毫火针疗法针具的雏形。

此后，我多次在国内外大学学术交流会上进行毫火针的宣传教学与现场演示，深受业界的好评，进一步扩大了毫火针的影响力，使古老的火针疗法得到了升华，并推动了其发展。

2013年，我与中国人民解放军空军总医院特诊科同事应用感觉神经定量检测仪对毫火针治疗颈腰背部软组织疼痛进行小样本测试，选择22例病人，其中男11例，女11例，年龄17~83岁，平均52岁，其中疼痛性疾病15例（头痛1例，腰痛2例，肢体疼痛12例），肢体麻木性疾病4例，肢体无力1例，面瘫1例，耳鸣1例。通过感觉神经定量检测评定如下：有神经损伤无异常性疼痛3

例，好转3例；有神经损伤且出现异常性疼痛4例，好转2例，未见明显改变2例，但患者主观症状有好转；无神经损伤出现异常性疼痛10例，恢复正常9例，测试值未见有评估价值的改变，且患者主观症状改善不明显1例；神经未损伤且无异常性疼痛5例，测试值未见明显变化，但患者主观症状好转。结果显示：治疗有效21例（恢复正常8例，好转13例），测试前后有变化14例（恢复正常8例，好转6例）。治疗总有效率为95.45%，总体评估有效率达100%，病患性评估有效率为68.18%，病患治疗有效率评估71.43%，病患转归性评估为100%。2013年9月13日在中国天津第十二届国际针灸学术研讨会上，由空总医院特诊科王新宴教授在会上做了《针灸技术量化评价》的报告，同时我在大会上进行了毫火针疗法的报告与演示。

近20年来，我不遗余力地推广普及毫火针技术，在国内多个省、自治区及直辖市举办了上百期毫火针专题培训班，并在多个国家及国际学术研讨会上进行专题报告，在多家三甲医院开设毫火针专科门诊，现在国内不少三甲医院以及基层医疗单位均有毫火针的弟子或学员们将毫火针广泛地应用于临床。中山市中医院国家临床规范化培训中心开展毫火针技术规范化培训课程，该院的毫火针研究室及毫火针门诊影响力已波及周边地区，并有来自甘肃、上海、北京、四川、湖北、湖南、河南、深圳、广州等地的患者慕名而来。广西中医药大学专门培养了毫火针硕士生。国际上，毫火针已推广至俄罗斯、澳大利亚、加拿大、新西兰、美国、新加坡、马来西亚、韩国、日本等近20个国家。

总之，作为一种创新的中医微创外治疗法，毫火针以其独特的针刺方法和独到的针刺疗效，在国内和国际上得到了较大的推广及临床应用，在公众健康事业中正发挥着重要的作用。

第三章　毫火针疗法的理论基础

第一节　毫火针为内灸法

毫火针一针两法，既有针法，又有灸法，是"针"与"灸"二法合一的疗法，其本质是内灸法。《针灸聚英》说"火不虚人，已壮人为法也"；又说"火不虚人，无邪则温补，有邪则胜邪"。《灵枢·官能》曰："针所不为，灸之所宜。"《医学入门·针灸》曰："药之不及，针之不到，必须灸之。"唐代王焘提出"至于火艾，特有奇能，虽曰针、汤、散皆所不及，灸为其最要"。说明"针"与"灸"是两种截然不同的治疗方法。

艾取火，以燃着的艾头于皮上缓缓熏烤腧穴，向穴内输注热量，是以"艾"行灸，为"艾灸"；毫火针取火，使针体携带高热，刺入穴内，直接将热量输注于穴中，是以"针"行灸，为"刺灸"。疏通经络，调整气血，平衡阴阳。艾灸是外热效应，为外灸法；而毫火针是不用"艾"而用"针"的灸法，属于刺灸法，是内热效应，为内灸法。

除此之外，艾灸与毫火针最大的区别还有3点。一是给热的温度不同。艾灸是皮肤所能接受的低温，约40℃；毫火针是针体所携带的600℃~800℃的高温。二是给热的时间不同。艾灸要熏灼30分钟以上，徐徐向穴内送热；毫火针仅用1/10秒，瞬间送热。三是"灸者，亦闭门赶贼，其门若闭，邪无出处故也"；而毫火针大开其门，使邪尽出。

既然毫火针是内灸法，那每针就应该以火为本，以热治病，即针是"以火之力"，而非"借火之力"。"以火之力"，火是主体，针是客体；"借火之力"，针是主体，火是客体。在火针的治疗过程中，没有了火的主体，就没有了火针的本质。

为什么有人会说火针是"借火之力"呢？这是对古籍中的"针假火力"一语的误解与谬说。

　　仅《针灸聚英》中就有3处"针假火力"之语。其一"火针惟假火力，无补泻虚实之害"；其二"针假火力，无邪则温补"；其三"针假火力，故功效胜气针也"。"针假（jià）火力"本义为"针用火力""以火之力"，而被误读为"针假（jiǎ）火力"，误释成"针借火力"了。

　　正像艾灸一样，"以火之力"方为灸。毫火针亦是如此，将火力直接送入穴内，"以火之力"故为内灸法。

　　"借火之力"只注重烧针的程度，针尖烧红即可，而不注重烧针的量度，无法使针体携带最大的热量送入穴内。针刺时，若受"借火之力"观念的影响，就会忽略针体上的热量容易丢失的问题，从而影响毫火针的疗效。"热力不足，疾病不除"，"热力不够，疗效折扣"，借火之力，用火不从主，虽貌似毫火针，而无毫火针的功效。

　　毫火针疗法以中医气血论为根，兼以西医微循环理论，融合了中西医的治病机制，是中西医从内容到形式的结合。

　　人的生命是依靠气血运行的，气血充足才能不得病。气是血的推动力，血是气的载体，只有气血充足，身体才能保持健康。气滞血瘀首先表现在人体的微循环上。俗话说"微循环通，人不得中风；微循环好，心肌梗死少；微循环流畅，全身都健康"。所以从某种意义上说，百病皆来源于微循环障碍。

　　人体的微循环是微动脉和微静脉之间的血液循环。人体每个器官、每个组织细胞都要由微循环提供氧气、养料，传递能量，交流信息，排出二氧化碳及代谢废物。

　　人体中的毛细血管非常长，约9~11万公里，能绕地球两周半；非常细，仅是人头发丝的1/20；非常多，约有300亿支，沟通全身各组织细胞；血流非常慢，以保证血流量；管壁非常薄，仅是普通白纸的1/100，且为筛网状，具有良好的通透性，便于代谢物质交换；没有主动脉的扩张和收缩能力，不能推动血流，所以容易阻滞。

　　由于这些特点，毛细血管的管腔内压力低，压差小，无动力。当受到瘀阻，微循环就会发生障碍，使组织失养，代谢失调，阴阳失衡，百病俱生。气滞血瘀可以导致人体产生疼痛、麻木、条索、结节、囊肿、激痛点（压痛点），乃至癌症等症状与疾病。

红外热像图观察表明，毫火针刺入后，病变部位温度平均上升0.2391℃。皮肤和皮下组织温度升高，"激发经气"，毛细血管扩张，血管增容，即"焠通经络，行气活血，引阳达络"。

增容的血管管径拓宽，使管路畅通，可疏通凝滞的血液，大大提高水分子在微血管中的流动性，使血液黏稠度、血脂降低，微循环得到改善；增容的血管管壁扩张，血管的通透性提高，血管壁的渗透性增强，血浆由血管壁内渗出，使机体的应激性增强，可迅速消除及改善局部组织的水肿、充血、渗出、粘连、钙化、挛缩、缺血等病理状态。

血管通透性是生理物质代谢的基础。代谢增强了，有新鲜的血液与营养的供给，使血液中抗体增强，就可使受损组织，包括血管、神经及火针造成的生理组织轻度灼伤得以迅速修复。

热使血液畅通，提高了代谢水平，促进了物质交换，营养了组织细胞。热激发了血管的自律性，增强了血管的搏动性。换言之，血是承载生命物质的列车，气是推动列车前行的动力。血管搏动无力，不能推动列车前行，出现代谢障碍，就是气滞血瘀。血液有栓，有斑块，黏稠，相当于列车坏损，前行迟缓，影响正常代谢，亦是"气滞血瘀"。血管增容，改善了微循环，提高了气血的运化的能力，气得热而散，血得热而行，气滞血瘀，得热而解。热可使肌筋舒张，血管扩容，气血疏通。气滞血瘀得热而解，经气通则不痛，百症通而病除。

火热对病理性软组织及经络穴位亦具有特殊的作用。

人体软组织为除骨、内脏等之外的筋肉膜带。这不仅指四肢的肌筋，还包括舌体、咽部、面部及腹部的肌肉、肌筋。由于阴寒内聚，筋脉凝滞收引，气血闭阻不通，使软组织发生挛缩、粘连、增压、板滞，从而出现肌张力增高的临床表现。气滞、气虚必然引起运血无力，血脉瘀阻，使脏腑经气阻滞不畅，导致血瘀，软组织营养供给障碍，使软组织松软、弛缓，从而出现肌张力降低的临床表现。

毫火针正是运用了这一热生理效应，以火之力，焠通经络，暴动气血，疏通经络，畅通气血，平衡阴阳，以达到祛疾治病的目的。

第二节　毫火针的取穴特点

毫火针的取穴是在临床检查的基础上进行的，因此毫火针取穴不同于传统针灸经络辨证取穴。毫火针取穴充分体现了现代解剖学与传统经络学、经筋学的结合。

人体软组织具有对应补偿调节性。如脊柱、骨盆、髂骨、骶骨等，如果某个部位附着的肌肉受损，此处肌肉就会收缩，将其固定以减少疼痛。一侧肌肉缩短，对侧的肌肉就会拉长。肌肉长期被缩短或拉长，肌肉的附着点就会产生继发性的病变，如无菌性炎症病变或劳损。附着点也会因牵拉性的刺激而变形，导致对侧的肌痛长期不愈。这是软组织的左右对应补偿调节性。如果两边的骶棘肌出了问题，脊柱就会过度前屈或后弯，对应的腹肌、腰肌也会出现症状。这是软组织的前后对应补偿调节性。

对应补偿调节性不仅会发生在身体的左右、前后，还会发生在身体的上下部分；不仅会表现在身体的某一处，也常常会同时发生在多处，如在脊柱上多处发生，会造成脊柱的"S型"或"斜向S型"改变。

传导痛也是软组织"对应补偿调节"的结果。长久的腰痛可以引起背痛、项颈痛、头痛、臀部痛、腿痛、坐骨神经痛。这就是传导痛。包括传导增强。譬如椎基底动脉供血紊乱、自主神经功能紊乱、循环系统功能紊乱等，都是因为痛引起的。

软组织的对应补偿调节性为毫火针临床诊断提供了新的思路与方法，形成了软组织牵拉诊断学。毫火针取穴要充分发挥中医望、闻、问、切的诊法优势，以动态（切）触诊法及软组织病变产生的对应补偿调节性的牵拉、包裹、挤压等造成的症状，寻找取穴的位置。所以牵拉是毫火针诊断的灵，松解是治疗的魂。毫火针的取穴包括取穴的部位、原则、方法、感知感觉、刺点、注意事项及临床经验等。

一、部位与方法

（一）不同部位取穴

毫火针针刺点的部位可在经筋、肌腱、骨面、筋膜、血管、皮肤、经穴上，因此，毫火针的针刺点为皮、脉、肉、筋、骨、穴。

毫火针治疗时，不同部位的取穴。

1.皮　病变皮肤多点浅刺、横刺，使热量充满病灶。

2.脉　病变血管多刺入血管或透入血管。

3.肉　挛缩的肌筋膜、弛缓的肌肉、可触及的囊肿、麻痹的皮肉，灼入病灶底。《素问·调经论》曰："病在分肉，调之分肉。"

4.筋　《素问·调经论》曰："病在筋，调之筋。"《灵枢·卫气失常》又曰："筋部无阴无阳，无左无右，候病所在。"隋代杨上善注解："输，谓孔穴也。言筋但以筋之所痛之处，即为孔穴，不必要须依诸输也。"（《太素》卷第十三《经筋》）由于经筋与经脉不同，本身无腧穴分布，故治疗多"以痛为腧"。采用燔针劫刺之法，一方面直接激发经气，鼓舞血气运行，从而达到温经散寒之效；另一方面，通过灼烙经筋而开启经络之外门，使瘀血等有形之邪随针孔直接排出体外，以达开门祛邪之功，则痼疾得治。

5.骨　关键要刺到骨膜。传统针灸是不刺到骨膜的，毫火针有时会要求刺到骨膜上。这种针刺深度具有显著的止痛作用，即从镇痛效应变为治痛效果。

6.穴　经穴、奇穴、阿是穴。"以痛为腧"是中医治疗经筋病的重要方法。《灵枢》曰："治在燔针劫刺，以知为数，以痛为输"。腧穴的位置在病理作用下具有变异性与移位性，故骨度标志的取穴仅为参考定位。以穴周按压敏感点为准。

（二）三部取穴原则

（1）在病灶的部位(病变的筋、脉、肉、皮)取穴，就地刺灸使气血充盈以祛邪治标。

（2）在病灶相邻的部位(经穴)取穴，近道刺灸，使经脉疏通，以扶正祛邪，标本兼治。

（3）在病灶相应的部位(经穴)取穴，远道刺灸，畅通气血以扶正治本。

（三）三层找点方法

分上、中、下三层，通过押手掌面、指腹、指尖的摩、压、柔、拨、刮等手法进行触诊，揣摸找点。

上层：大面积则掌面滑动，局部则指尖刮拨。

中层：四指腹揉压。

下层：单指腹重按。通过触手对病灶或穴位进行探查揣摸，少而精地选取针刺点。

（四）躯体静态对称法

患者直立、正坐或平卧等，摆正肢体，上下左右前后进行对比观察。

（1）对比形态（粗细、大小、丰薄、平凹、长短、曲直），异常处为患处，必有痛点或紧（挛缩）点。

（2）对比软硬度，硬者为患处，必有痛点或紧（挛缩）点。

（3）对比弹性，弹性差者为患处，必有痛点或紧（挛缩）点。

（五）肢体动态功能法

让患者做可让病变部位产生疼痛的肢体运动，在逆向运动中对比运动功能，功能障碍者为患处，必有痛点或紧（挛缩）点；对比力量大小，力量不足者为患处，必有痛点或紧（挛缩）点。

这种方法主要适用于颈、肩、腰、膝等肢体的闭合性软组织损伤，尤其对急性腰扭伤疗效好。一般来说，病程愈短，疗效愈好。但骨折、脱位、韧带断裂和有严重血肿、感染者，应注意禁用这种方法。

（六）取穴以感知感觉定点

医者的感知变化：触诊手下的结节、条索、增厚、减薄、突起、凹缩、挛硬、松软等变化。

患者的感觉变化：凡局部的异常感觉（病灶）都在其例。如酸麻、疼痛、肿胀等。又紧又痛点为首选，只紧不痛点次之，不紧只痛点为末选。

这3种针刺点还可以作如下分类：

（1）静态敏感点：特点是知觉点，表现为痛、麻、胀、冷等。

（2）静态非敏点：特点是非觉点，表现为条索、硬结、包块、粘连等。

（3）动态疼痛点：特点是身体运动时发生疼痛。患者往往因疼痛而活动受阻，此时可做能够引起疼痛加重的动作，在维持其最痛的姿势中寻找其最明显的压痛点，此点即为针刺点。

（七）取穴定位注意事项

所取穴位的定位与标记，可以骨面、骨缘、经穴旁为定位或标记。

（1）穴位的定位必须通过揣穴确定，骨度只是定位的参考。

（2）穴位确定后要避免患者体位的再移动，以免造成刺点变位，影响针刺的疗效。

（3）触诊时皮下针刺点常因按压皮肤移位，这是局部过度刺激的结果。所以触摸皮肤时力度宜轻，速度宜缓，次数宜少。

（4）取穴时要坚持3个重要原则：①重手察，轻口信，避免患者对疾病的误导。②重体查，轻影像，避免疾病主症主因被忽略或掩盖。③重视以往的治疗。对疑难病症，他人治疗已使用过的方法不要再用。要有创意，以免重蹈覆辙。

（八）取穴原则

毫火针取穴数量视病情而定，一般较少，少于毫针取穴。

毫火针取穴方法是敏感穴与经穴相配合，局部取穴与远道取穴相呼应。

实证时，病灶有痛点则取阿是，以经脉之穴相应之，宁失一经，不失一痛。

虚证时，病灶无痛点则取经穴，以病灶之穴相应之，宁失一穴，不失一经。

二、临床取穴经验

1.松解软组织 人体的骨骼肌、筋膜、韧带、关节囊、滑膜、椎管外的脂肪组织，损害所引起的病变及病变所引起的相关征象，即劳损、损害。

2.软组织疼痛的发病机制 软组织疼痛的原因是痛则不松，不松则痛。造成不松的原因有以下两种。

（1）劳损：劳损即损害。单一的动作用得多，日积月累，把损伤的刺激积累起来变为损伤因素，引起无菌性炎症病变，使软组织受到损害。轻度、早期的软组织病变没有症状，但是，当从量变到质变，达到一个潜性压痛点时，症状就出现了。

（2）外伤后遗：软组织损伤后遗造成软组织局部的挛缩，这也是软组织发病的原因。在软组织疼痛的发病过程中，会因疼痛而导致软组织的痉挛，肌痉挛没有病理性改变，只有形态的改变，使肌肉缩短变粗。这又会增加软组织的疼痛。痉挛的软组织一旦得到松解，疼痛就会立竿见影消除。

3.肌痉挛　只有肌肉缩短增粗，而没有质的变化，没有组织变性的萎缩。椎管外的无菌性炎症是引起头、颈、背、肩、臂、腰、骶、臀、腿痛的主要原因。消灭无菌性炎症，松解痉挛的肌组织，主要是靠热量，不是靠针。针如果没有载热，就不能消除炎症，不能松解痉挛。松解肌肉挛缩，使放松的（拉长的）肌肉缩回，肌肉增宽，本已狭窄的血管得到放松，血液循环变好。通过血液循环的改善，把变性的挛缩转化为正常组织，达到软组织痉挛的根治。根治软组织的病变，既要消除肌附着点的无菌性炎症，又要解决肌肉中间的肌挛缩。原发性的肌腹病变松解，继发性的肌腹病变也会随之解除。

疼痛要区别是劳损疼痛还是外伤疼痛。当时不痛，隔了几天才痛，是劳损。疼痛剧烈，不得触碰，是外伤。

如果弯腰拾物，突然发生腰痛，这是慢性劳损急性发作。

4.脊柱相关疾病的治疗　西医学认为由椎基底动脉供血紊乱、自主神经功能紊乱、循环系统功能紊乱、呼吸系统功能紊乱、泌尿生殖系统功能紊乱或运动系统功能紊乱等造成的征象，都是脊柱里面神经根受到挤压所引起的。通过临床实践检验，这些脊柱相关疾病都是通过软组织的治疗解决的。但在骨性症状为主的诊断指导下，一般会首先进行X线、CT或核磁共振等影像学检查，观察骨骼、椎间盘、神经根等病变。这些检查手段只能明确椎间盘的形态、骨质增生是否存在和存在程度，但这些都是非疼痛因素，没有临床意义。

5.椎管外软组织相关征象　西医学称软组织劳损为脊柱相关疾病。通过毫火针对软组织松解，症状消失了，说明是椎管外软组织相关征象，不是疾病，更不是脊柱骨骼所引起的相关疾病。

6.症状与疾病不是一回事　痛经可以通过治疗内收肌缓解，是症状，不是疾病。引起痛经的原因之一是耻骨两旁的软组织损害。它的相关征象就是月经不调、痛经。也就是说痛经的主要问题是内收肌在耻骨上面附着处有菌性炎症病变存在。

7.镇痛与治痛是两件事　镇痛是减轻疼痛的症状；治痛是治好疼痛，使之不再复发。

西医擅长治疗急性疼痛，对慢性病疼痛还处在镇痛的阶段。

疼痛是否复发是甄别镇痛与治痛的依据。毫火针可以达到治痛的目的。

在治痛的过程中，同一处的疼痛被治愈了，有时还会重新发生疼痛。这往往不是复发，而是新的疾病的出现。如椎管外软组织疼痛治好了，却又复发，这不是椎管外软组织病复发，而是椎管内炎症出现，要进一步治疗以消痛。当然，这种复发情况只是少数。

8.腰椎间盘突出症的真相　腰椎间盘突出症引起的疼痛，现在一般公认为机械性压迫致痛，由神经根受压引起，属于脊柱相关的疾病。脊柱相关的疾病通过毫火针松解软组织就可以治愈。若患者弯腰疼痛，伸腰不痛，还说明是表浅的软组织损害。

腰椎间盘突出症的疼痛属软组织疼痛、椎管外软组织疼痛，作为椎间盘病变来考虑也是错误的。

9.感冒和疲劳会诱发疼痛　劳损造成的软组织疼痛多发生于感冒时，尤其是病毒性感冒或身体疲劳时。软组织无菌性炎症病变受到病毒等不良刺激后，很容易引起疼痛。

10.五官病症的相关治疗　头、颈、肩胛相关软组织或腰部软组织病变可以引起眼、耳、鼻、喉、颅脑、口腔等相关病症。如牙齿痛与软组织也有关，松解腰部软组织可治疗牙痛。腹部胀气，松解背部软组织，可缓解胀气。

11.急性神经根受压只麻不痛　单纯的急性神经根受压迫不会引起疼痛。例如，久蹲后坐骨神经牵拉，受到压迫，只会出现麻感，不会疼痛。因此神经根受椎间盘轻微压迫致痛的说法是不对的。

12.针对软组织病变的影像学检查意义不大　大多数疼痛属于软组织病变。

13."对应补偿调节"的临床应用　上病下治、下病上治、前病后治、后病前治、左病右治、右病左治，最早出自中医学的整体观念，体现了软组织治疗中对应补偿调节性的临床应用。

第四章 毫火针的功效

第一节 毫火针的常用功效

毫火针针体纤细，携高热量（600～800℃）深刺穴位，能量强大，通过内热效应，以火之力，焯通经络，暴动气血，能迅速激发经气，泻其有余，补其不足，平衡阴阳，调整虚实，使不同的病理变化都向有利于机体恢复的方向转化，从而达到治愈疾病的目的。

"不通则痛""不荣则痛""一窍通，百窍通"。人体经络由于各种因素造成滞塞不通，躯体器官失于荣养，从而化生出各种病症。气滞血瘀常常滞在一点，瘀在一处，犹如一条道路，堵在一处，则全线不通。此处一通，则路路畅通。热有弥散性和渗透性，能通过气血津液等媒介向周围散布，以及循经向脏腑肢节散布。毫火针携高热送入穴内，这种弥散性和渗透性作用更强。高热量犹如一股洪流，能自动疏通河道、调节支流、补充湖泊水库，能迅速推动气血运行，疏通经脉，畅通气血，补虚泻实，使脏腑阴阳平复，恢复正常生理功能。

1.**止痛** 毫火针能够治疗因为寒、湿或风邪引起的疼痛。如痹证、风湿性关节炎、腰腿疼痛，尤其是对顽固性风湿病有特殊的疗效

2.**止痒** 毫火针可治疗各种以痒为主要症状的皮肤病。如对神经性皮炎、牛皮癣等各种疑难皮肤病都有比较好的疗效。

3.**止麻** 毫火针引阳达络，助阳化气，则麻木自解。

4.**止挛** 面肌痉挛及小腿部痉挛等，宜用毫火针。

5.**止泻** 毫火针擅治慢性肠炎所致腹胀、腹泻等疾病。

6.**止咳** 毫火针治咳效果良好。祛邪引热，宣气通肺，寒去则咳自消。

7.**止喘** 毫火针可治疗喘证。舒胸活肺，畅气通腔，息喘自止。

8.**去肿** 毫火针尤擅去肿，对水肿、血肿、囊肿（腱鞘囊肿、卵巢囊肿）

疗效较好。

9.**消胀** 毫火针可治疗胃胀、腹胀、气胀、肝腹水等。

10.**散结** 毫火针可治疗瘰疬、癥结及疮节、瘀结，如血管瘤、脂肪瘤、纤维瘤、疣、痣、息肉、子宫肌瘤等。

11.**壮阳** 毫火针可治阳痿遗精、痛经、腰膝酸软等。

12.**补虚** 子宫下垂、脾胃气虚引起的胃下垂、肌肉麻痹、萎缩等各种痿证及脑卒中后遗症都可以施用毫火针。

13.**解毒** 高热可促使恶质细胞转化，治带状疱疹、丹毒、小儿腮腺炎、乳腺炎、痤疮等各种红肿热痛的热性病。

14.**去腐生新** 毫火针可以除瘀去腐，治疗口腔溃疡、褥疮等症。

15.**修复血管** 毫火针擅治静脉曲张、血栓性静脉炎、痈疮、痔疮、象皮腿等。

第二节 毫火针的临床特点

1.**调节肌张力** 热在人体内可以调节软组织的肌张力。毫火针将高热能迅速送入组织内，能快速松解痉挛、粘连，改善组织血液循环，使异常的肌张力得到正向调节，使原来受限制的软组织功能得到部分或完全恢复。临床操作中可观察到，在肢体关节附近取双性阿是穴及痉挛的筋腱刺灸，可明显降低增高的肌张力；在松软、萎缩的软组织中取穴刺灸，可增加的肌张力，从而使患肢功能得以改善。

2.**用于阴虚证** "微数之脉，慎不可灸"。"气阴不足，不可用灸（热）"。此说源于古时火针针粗火盛，进针深度难以掌控所致。毫火针针体纤细，携热微数且定量，入针深度可量化，故不复"焦骨伤筋，血难复也"。虚病得火而壮者，以阳化阴，阳生则阴长，故以热攻阴，恰好应症。

3.**用于热病** 《圣济总录》曰："若夫阳病灸之，则为大逆。"《灵枢·经筋》曰："热则筋纵不收，无用燔针。""热毒之证，不可灸（热）"。此说源于只识火力而不见焠势。犹如湿柴入火，火弱而熄，火强而烈。《医学入门》言"热者灸之，引郁热之气外发，火就燥之义也"。热可以使血脉扩张，血流加速，腠理宣通，从而达到"火郁发之"，即可达到散热退热与祛邪外出的目的。

4.即时取效 毫火针基于其独特的诊治思路与操作方法，能做到精准定位，精准治疗。毫火针携高热量直达病所，刺激量大，作用力强，以针行灸，一针双效，所以临床具有即时取效的特点。

5.远期作用 毫火针以热治病，刺激较强，出针后穴内热量渗透与弥散，可使针感延绵不断，长达几十分钟。毫火针刺针入穴为灼入，使针道轻度灼伤，针道的修复又是对穴位慢性刺激的过程，类似针灸埋线的效果，大大增加了对穴位的刺激时间和总刺激量，故毫火针临床具有远期作用的特点。

第五章　毫火针的针具

火针，包括毫火针，是以火来治病的针灸针。毫火针疗法是将针体携带的热量送入穴内，以热来激发经气，达到治疗的目的。

纵览古今火针的针具，亦是一部火针疗法的发展史。《黄帝内经》中记载了9种不同形式的针具，即镵针、员针、锃针、锋针、铍针、员利针、毫针、长针、大针。其中大针即为火针。历史变革风起云涌，而火针的发展则是潺潺如溪，并未因历史的沿革而发生根本性质的变化。

"病不同针，针不同法"。古代相沿的火针一直是比较粗长的金属针，这是古时科学技术发展较现代落后所致的。古时由于冶炼技术、工艺等原因，火针针具体壮、锋粗、尖钝。金属材料不精，质不强，则针体径粗，针尖圆钝。否则针体耐不住火烧，体细则针软，针尖容易折断。针体粗钝的弊病导致其对人体机械损伤大，痛感强烈，不宜留针于体内，因此相应的也限制了火针疗法在临床上的使用与发挥。

现代火针针具是在传统火针针具的基础上创制出来的。

随着科学技术不断发展，材质不断提高，工艺不断改善，火针疗法适应证不断扩大，火针针具也得到极大的提高。

20世纪50年代，师怀堂创制新九针，其中火针包括6种类型，即细火针、中粗火针、粗火针、三头火针、火锟针、火铰针。

同期贺普仁也创制了"三通法"中的温通火针。根据临床需要，从材料、造型、规格等方面对古代火针进行创新。火针所用材料都是钨锰合金，分为粗、中粗、细、平头、三头、三棱6种。粗火针直径1.1mm或更粗，中粗火针直径0.8mm，细火针直径0.5mm，各针针身长4cm，盘龙针柄长4cm，针尖呈鼠尾型。平头火针直径3mm，针身长4cm，盘龙针柄长6cm，针尖为光滑的平面。多头火针为三针缠为一体，每针直径0.8mm，针身长4cm，盘龙针柄长5cm。三棱火针针体直径2mm，针身长3.5cm，盘龙针柄长6.5cm。

由于制造针体的金属材料具有热传导的性质，因此火针针具烧红后刺针越快越好。其目的就是防止针体上的火力散失，减少疼痛，避免影响火针临床的疗效。为了解决毫火针快速进针的要求过高的问题，有人发明了电火针。电火针可以制成直流电的，也可以制成交流电的，电压小于36V，为低电压的安全电。但是目前电火针针体均较为粗短，无论是内加热式还是外加热式，烧红的针体很难达到直径0.35mm以下。长度1寸以上的规格，无法满足火针临床的需求。

毫火针是纤细的火针，由不锈钢材料做成。不论针身的规格是多少，针柄长度统一，为30mm，便于烧针和刺针的操作。针尾为平顶，可用来代替平头火针使用。

毫火针的直径为0.25~0.35mm，形同28号（φ0.38mm）~33号（φ0.26mm）的毫针，分别粗0.25mm、0.30mm、0.35mm。毫火针的长度为10~50mm，形同4分~2寸长的毫针，分别长10mm、15mm、20mm、25mm、30mm、35mm、40mm、45mm、50mm。不难看出，毫火针的针长从10mm开始，每增加5mm便为一个规格。这样就使针长有了固定的增加长度，为毫火针针刺深度的量化奠定了基础。

第六章　毫火针的操作规范

一、烧针

（一）烧针的目的

毫火针以热治病，因此其操作的所有核心就是使针体载入最大的热量，并将携载的热量最大限度地送入穴内。

（二）烧针材料及工具

（1）使用75%（可直接用于皮肤消毒）或95%的酒精。

（2）止血钳用于夹持酒精棉球，要锁好，防止脱落。

（3）酒精棉球形大如豆（直径约10mm），状圆，酒精饱而不滴，火力才集中。

酒精棉球直径大小能控制火焰大小，短针用小棉球，长针用较大的棉球，使火焰刚好能包住针体，既不易烧到持针手，亦能保证将针烧透。用酒精棉球烧针，还可缩短烧针后进针的距离，减少热量的丢失，能更好地保障刺灸火力的量化。

应避免用酒精灯烧针。酒精灯灯体较大，烧针时不易靠近穴位，烧红的针体距离穴位较远，导致进针过程中有更多的热量丢失。

（三）烧针步骤

1.火分3点　火由火焰顶端向下至燃烧的棉球平均分为3段。第2段处火焰温度最高，在此处烧针。

2.针分3段　由针根向下至针尖，平均分为针颈、针脊、针锋3段。不论针体多长，都要烧红针锋和针脊这两段，以保障热量的量化。

3.烧分3步　10mm、15mm的针为短针，20mm及以上的针为长针。

第1步入火：短针横向，长针斜向，把针尖插入火焰第2段处。

第2步调角：长针调角。以针尖为轴，将针体向上立起，以既能烧红针锋与针脊，又不烧手为宜。

第3步刺针：见红就走。短针烧针不超过2秒；长针烧针不少于3秒，不足3秒不能烧红针锋与针脊。

（四）烧针注意事项

1. **防风**　防止火焰在风中摆动，影响烧针。火焰摆动容易烧到针根，满针刺针时易烫伤皮肤。防风亦包括防范针者或患者呼出的气体及近身人员走动带起的风。

2. **防缺火**　烧针时要将针脊与针锋同时烧成一条直线。其中针尖红了针脊不红，或针脊红了针锋不红均为缺火。烧针时不能缺火。

3. **防断线**　烧针时要将针脊与针锋同时烧成一条直线。其中针尖到针脊有一段不红则为断线。烧针时不能断线。

4. **红一次**　要保证针体只烧红一次就刺针，烧针时间过长针体易烧软，扎针时易弯针。

5. **安全熄火**　针刺后迅速将火熄灭，方法之一是将火吹灭后将熄火的棉球投入水里。

6. **防止伤人**　毛发重者要适当处理，必要的话可于烧针前用小手术剪刀将毛发齐根剪去，或提高火位，避免烧着毛发。

二、量化热量

针体粗长，加载高热和刺针深度无量化控制，是以往火针的弊端，毫火针量化了针体荷载的热量。

1. **火力量化**　毫火针针具材优质高，蕴热能力强，其针体长度从呈阶梯式递增，烧针后针体蕴蓄的火力（即针体荷载的总热量）亦从小到大递增，很好地量化了刺灸的火力，从而达到既能治病取效又不伤筋肉的目的。

2. **火不失温**　火针温度低于600℃时，针温不够，不红，不仅影响疗效，进针时还会粘针，致使进针阻力增大，加剧疼痛，出针时造成针道撕裂，落成瘢痕。

毫火针针体烧红时温度为600℃，烧至炽时白达800℃，入穴为

600℃~800℃。以酒精棉球烧针明显缩短了进针的距离，减少了热量的丢失，刺针时要求快速进针，以保障针体能够携带最大热量送入穴内，能更好地保障火不失温。

三、刺针

（一）拿针法

拇指、示指、中指三指捏住针柄，状如手持毛笔，中指扶在针根上缘。针尖向下，保持针体垂直。

（二）刺针法

指不动，直腕，悬肘，虚掌，空怀，以肘为轴，动作协调自然。力贯针身，做到针力、针尖与穴位三点成一线，顺势就劲，将针刺入穴内。

（三）刺针禁忌

不可扬腕刺针，不可甩腕刺针，防止针的力、尖、穴三点不在一线，造成进针时皮上弯针。

（四）刺针原则

1.快速刺针　由于针体（金属）具有快速导热（散热）的物理性质，因此刺针时要求速度越快越好，0.1秒内完成进针，以保障针体能够携带最大热量送入穴内。

2.近穴刺针　近穴，指进针时针尖与穴位的距离。为减少针体送入穴内热量的丢失，因此要求尽量缩短进针距离。针尖与穴位距离越近越好。无论在身体什么部位，都要保持针尖距穴位约1.5cm进针。

3.平穴刺针　随时调整针刺穴位的穴面方向，使穴面保持水平向上，达到平穴状态，以相迎垂直刺针。如三阴交穴，患者侧卧位，使三阴交穴面水平向上，平穴扎针。这样既可以缩短进针行程，又可减少针体热量丢失。

4.空针试扎　每次扎针前，均要空针试扎穴位。即烧针前在穴上比量一下，看扎针的体位、姿势，针体长短是否合适，动作是否顺势、无障碍，然后烧针扎针，以确保扎针安全有效。

（五）刺针形式

1.垂针竖刺　针体垂直，针尖指穴，竖直刺入穴中。

2.斜针直刺　刺斜针时，先使穴面倾斜，与垂直针体有一夹角，夹角大小即是斜针角度大小。如针刺印堂等穴。

3.横针平刺　对肉薄骨凸，面积大处，如额头等，采用针体横平刺针。

4.贴皮刺针　对指、趾等小关节患处，不宜直、斜刺时，则于皮下贴皮刺针。

四、针法

毫火针的针法是向穴内输送热量的方法，分为深刺法和浅刺法（又称皮刺法）。

（一）深刺法

深刺法又称穴刺法，有速刺法、顿刺法、留刺法、透刺法、双针刺法。

1.速刺　针体速进速出，刺至针根，进出约1/10秒。多用于恐针惧痛及幼儿患者。

2.顿刺　针体速进缓出，于穴内留针10～60秒，此为通用之法。

3.留刺　针体速进不出，于穴内留针约5分钟，用于体弱久病之人。

4.透刺　深刺后不出针，在病灶处反复提插数次，将挛缩、囊肿、脂肪疝等囊物刺透，达到治疗目的。

5.双针刺　长度相同的两支针并在一起，同时烧针刺入同一穴，增加穴位的刺激量。

（二）浅刺法

浅刺法又称皮刺法，有点刺法、围刺法、散刺法、密刺法、三针点刺法，用于刺皮。

1.点刺　单针针尖浅入皮下1～2分（0.2~0.3mm），速进速出。用于皮上疣、瘩等较小异物，也是围刺、散刺、密刺的基本针法。

2.围刺　对皮外病灶局部的围圈刺，进针点在病灶与正常组织交界之处，每针间距约1.0cm，深度视病灶而定，以针尖透过皮肤病变组织而又不伤正常组织为宜。

3.散刺 在围刺圈内，以单针疏散地点刺数针，刺在病灶部位，多用于治疗麻木、瘙痒、拘挛和痛证。每针间距约1.0cm，针刺深度同围刺。

4.密刺 在围刺圈内，以单针密集地点刺数针，刺在病灶部位，用于增生、角化性、神经性皮炎等的局部患处，每针相隔不大于1.0cm，深度同围刺，以足够的热力改变局部气血运行，促进病灶处的组织代谢。

5.三针点刺 将3支针扎成一束，针尖略分开，呈三头针尖，便于散刺或密刺。

五、取穴

（一）穴点

毫火针的取穴点为刺灸点，包括皮、肉、筋、脉、骨、穴（经穴、奇穴、阿是穴），统称为穴点。

1.皮 病损的皮肤。

2.肉 挛缩的筋膜、弛缓的肌肉、可触及的囊肿、麻痹的皮肉等。

3.筋 节结、条索、炎症腱鞘等。

4.脉 病变的血管。

5.骨 骨膜（病灶下骨膜）。

6.穴 经穴、奇穴、阿是穴。

（二）三部取穴原则

采用病灶取穴、近部取穴、远部取穴三部取穴原则。

1.病灶取穴 在病灶部位(病变的皮、肉、筋、脉、骨)上取穴，就地刺灸，使气血充盈以祛邪治标。

2.近部取穴 在病灶邻近的部位取经穴，近道刺灸，使经脉疏通，以扶正祛邪。

3.远部取穴 在病灶相应的远道部位取经穴，远道刺灸，畅通气血以扶正。

（三）三层定穴法

指分别用掌面、指腹、指尖，分浅、中、深三层触诊、循摸，来准确定位穴位的方法。三层定穴，由浅至深，层层相扣。

1.浅层定面　通过押手的掌面触诊。轻轻在患处肌肤上滑过，感受皮下的异常，以确定穴位所在平面。

2.中层定位　通过押手四指指腹触诊。在浅层触诊所定平面肌肤上轻轻按压，感受皮下中层的异常，以确定穴位所在位置。

3.深层定点　通过押手的食、中指指腹指尖触诊。在中层触诊所定位置肌肤上用力按压至深层并轻轻滑动，感受皮下的异常，以确定穴位所在。

（四）触诊方法

皮下挛缩、结节、条索、软硬、弹力、波动、疼痛、舒缓等皆为异常。

1.循经叩击法　沿经线循行叩击，敏感处为穴点。

2.静态对称法　体位端正，左右对称比较，异常处为穴点。

3.动态功能法　有功能障碍时，对抗动作，疼痛或拉紧处为穴点。

4.骨面搜寻法　在患处骨面按压揉击，疼痛处为穴点。

5.平面浮摸法　以掌面在患部软组织处轻轻滑动，紧硬处为穴点。

6.指尖搜刮法　以指尖在骨面搜刮，凸凹、疼痛处为穴点。

（五）定穴注意事项

1.避让性　刺灸点过度触及易移位，故按压肌肤力量宜轻缓，次数宜少，避免避让。

2.偏移性　刺灸点定位后，避免患者体位的再移动，以免造成刺灸点移位。一旦患者移动，则应重新定点。

六、刺穴

1.标记　针刺点的标记，要用指甲切成十字，切忌涂色，以免造成针眼黑点。进行常规消毒，以防针口感染。标记确定后，患者不宜再动，以防刺点皮下位移。如有移动，须重新定点，切印记号。

2.穴随刺针　毫火针刺针以垂直落针为要。对有的穴位，扎针时要调整患者体位，使穴面朝上，便于针体垂直刺针，谓之穴随刺针。

3. 紧绷刺穴　《标幽赋》说："取穴之法……伸屈而得之，或平直而安定。""伸屈"是运动，"平直"是静止。在动态中找穴，在约束（紧绷）下定穴。《针灸聚英》言："凡下针……令端正。""端正"是收紧挺直（紧绷），并非正直。穴点（结节、条索等）常常伏于肉下，藏于筋间，依附于骨缘，在常态下难以找到。找到了如不紧绷起来，穴点沉伏在下，很难扎到，因而影响疗效。绷紧刺穴就是在特殊体位下，将软组织紧绷起来，使穴点浮于表而能被扎到。

4. 刺筋　"筋，肉之力也"。"诸筋者，皆属于节"。《素问·调经论》言："病在筋，调之筋。"《灵枢·卫气失常》言："筋部无阴无阳，无左无右，候病所在。"《灵枢·经筋》指出，治疗经筋病"以知为数，以痛为输"。《太素》卷第十三《经筋》说："输，谓孔穴也。言筋但以筋之所痛之处即为孔穴，不必要须依诸输也。"事实上，毫火针临床取筋为穴，"燔针劫刺"疗效颇佳。

5. 刺脉　脉，血管也。唐代《司牧安骥集》指出："无病惜血如金，有疾弃血如泥"。《内经》言："病在脉，调之血，病在血，调之络。""血实宜决之"。血管有经络样的功能。古人多针刺血管，调节机体的阴阳平衡。如《灵枢·邪气脏腑病形》曰："刺涩者，必中其脉，随其逆顺而久留之，必先按循之，已发针，疾按其痏，无令其血出，以和其脉。"毫火针刺针，应避开大血管、神经及重要器官，但亦常常针刺血管，以调整或改变肌体的病理状态，达到治愈疾病的目的。如治疗静脉曲张，主要针刺瘀滞的血管。治疗血管痉挛致头痛或偏头痛，太阳穴处青筋暴起，毫火针刺入筋中（血管），血出，头痛立止，且远期疗效甚佳。久治不愈之咽炎，于照海穴处寻找突起血管，一针刺下，瘀血涌出，顿觉咽部一丝凉气，疼痛立止。

6. 刺骨　毫火针刺骨，系针刺骨膜。"骨"为穴，源于《素问·调经论》。其指出："病在骨，调之骨，燔针劫刺。"刺骨之法源于"短刺"。《灵枢·官针》云："短刺者，刺骨痹，稍摇而深之，致针骨所，以上下摩骨也。"《灵枢经校释》认为"致"者，"置"也，摩骨是通过上下提插，以摩擦其骨。

我国骨科专家宣蛰人说，解决痛点的关键之一是要刺到骨膜。这一点改变，即从镇痛效应变为了治痛效果。董氏奇穴亦有磨骨之法。毫火针进针常常取骨缘及起止点上，使其热量直达骨面，熨抚骨膜达到治痛效果。如治疗头痛，在头上找到痛点，用10mm的毫火针，透过腱帽，直接刺在颅骨面上，立即止痛，且远期疗效甚好。

骨无神经，刺之不痛。为何骨折疼痛万分？其痛的原因是骨折伤及骨周围的软组织，刺激了周围神经而疼痛。毫火针针体纤细，刺在骨上，常容易皮下弯针，需掌握好力度。但弯无妨，顺弯出针即可，不必补针，因其热量已输入穴内，发挥了内灸作用。

7. 刺阿是穴　《备急千金要方》说："人有病痛，即令捏其上，若里当其处，不问孔穴，即得便快或痛，即云阿是，灸刺皆验。"阿是穴有显性、隐性与双性之分。刺灸阿是穴，若三者或二者并存，则首选双性阿是穴，次选隐性阿是穴，最后才选择显性阿是穴。若不计双性阿是穴、隐性阿是穴，而独取显性阿是穴，往往疗效不似想象。

8. 刺头穴　以10~15mm长的毫火针，直刺或斜刺头部穴位或病灶（挛缩、条索、突起、凹陷、薄厚、病损血管等）。直刺至颅骨面，力度适中，即针尖既达骨面又不弯针。若针弯则顺弯提出即可，不必补针。

9. 刺腹穴　毫针针眼是闭合的，可深刺。毫火针针眼是开放的，故刺腹部经穴时，不宜刺入腹腔，防止伤及内脏。

（1）刺腹部经穴：患者仰卧，体瘦者取15mm火针，体态均匀者取20mm火针，体胖者取25mm火针，针最长不超过25mm。

（2）刺腹部筋膜：患者仰卧，收颏低头，使腹部筋膜绷紧，刺针。

（3）刺腹部脂肪：患者仰卧，助手将患者腹部捏起，取其1/2厚度为针长，捏起脂肪刺针。

10. 刺禁穴

（1）刺哑门：哑门为禁穴，是因为刺入过深可引起外伤性蛛网膜下腔出血和颅后窝血肿。

毫火针以热治病，热量具有渗透性与弥散性，因此毫火针虽然用针短，但热的渗透性可以达到刺激穴位的作用。因此哑门、风府、风池等穴，用20mm的针刺之，安然无恙。

（2）刺神阙：神阙穴是藏污纳垢之处，古时没有良好的消毒手段，针刺后易感染，故设为禁穴。现代毫火针针刺神阙穴、内灸神阙，效果颇佳。

七、量化针深

为了防止刺入过深或过浅，毫火针以针体长度量化刺入深度，刺针深度可控。如需刺入1寸（25mm）深，则取25mm长的针，刺满针身即是25mm。余则同理。同时，毫火针以热治病，热的渗透性具有长针的效果，故毫火针临床施针时遵循"宁短勿长"的原则，可以短针代长针，既能保证疗效，又可确保操作安全。

1.针长与穴深

10mm针：用于头穴、眼穴、手脚小关节穴位。

15mm针：用于颈肩穴位、瘦弱体质的胸背腹部穴位。

20mm针：用于合谷、曲池、三阴交、阳陵泉、血海等穴位。

25mm针：用于足三里、条口等穴位。

30mm针：用于大腿、髋部、臀部等穴位。

2.针长与体位　刺针深度取决针刺部位的薄厚及穴深，以不致伤害为准。

头部：直刺用10mm针，贴皮刺用15～20mm针。

面部：直刺用10～15mm针，贴皮刺用15～20mm针。

手足：直刺用10～15mm针，贴皮刺用15～20mm针。

上肢：直刺或贴皮刺用20～25mm针。

下肢：直刺或贴皮刺用20～35mm针。

胸背部：直刺用15mm针，贴皮刺用15～20mm针。

髋臀部：直刺用35～50mm针。

3.针量不过度　毫火针刺激量取决于针刺的深度、强度和针数，应视患者病情与体质而定，不宜过度刺激。《备急千金要方》说火针"下针一宿发热恶寒，此为中病勿怪之"。因此火针刺激量过度，身体虚弱或寒热敏感者有时可出现"经一宿，身上发热恶寒"的现象。此大都"为中病，无害事也"，多于2日即可消失，所以应根据患者身体状况和病情需要控制好刺激量，避免类似情况的出现。

4.针数和频率　每次一般刺3～6针。初次诊治，每日1次，连续3次后，每间隔1～2日治疗1次，以利穴位修复。

八、出针

1.出针时 出针稍做捻转，使针松动出针。出针时患者一般没有感觉。

2.出针后 出针后要用押手轻轻拿捏针刺处，以宣散穴下热量，促使气血运行。注意不要触碰针眼，避免感染。针后针眼有时会形成高出皮肤的小丘，这是机体对火针的反应。不需任何处理，隔日小丘自行消失。针眼感染或机体反应会产生针孔瘙痒，涂消炎药膏，避免搔抓，2日即愈。针毕在针口上涂抹碘伏，以防感染。嘱患者24小时内避免针眼沾水，防止针眼感染。

九、疗程

视病情而定。急者，初次每日1次，后期可隔2~3日再刺，10次为1个疗程。缓者，隔日1次，7~10次为1个疗程。每个疗程间隔5~7日。

十、异常情况的预防及处理

1.晕针 晕针多见于初次接受针刺的患者。对初次针毫火针的患者，将刺灸方法给患者解释清楚，减轻患者的恐惧心理。操作时先给患者试扎一针，若患者能接受，则继续进行治疗。由于精神紧张、体位不适、空腹等，患者会突然出现头晕目眩、面色苍白、心慌汗出、晕厥等。此时应立即停止针刺，让患者去枕平卧，并饮些温开水，艾灸百会穴，并采取其他必要的处理措施。

2.血肿 刺破血管会导致微量的皮下出血，局部皮肤出现瘀紫或包块。针刺后出血的穴位应用消毒棉签压迫止血，可减少血肿形成。压迫时间应足够长，直至完全止血为止。注意有些穴位压迫止血后，患者走动或用力时会再出血，应该继续压迫，确认完全止血后再让患者离开。针刺后血肿一般不必处理，可自行消退。若局部肿胀疼痛剧烈，可采用先冷敷后热敷之法。

3.气胸 针刺胸、背部和锁骨附近的穴位过深，刺穿了胸腔或肺，气体积聚于胸腔而致气胸，患者会出现胸痛、胸闷、呼吸困难等症状。在针刺胸、背和锁骨附近穴位时，应根据患者胸部及背部肌肉的丰厚程度选取不同长短的毫火针，一般宜选取15~20mm长的毫火针。正确选择针的长度则可避免出现气胸。一旦出现气胸，让患者半卧位休息，勿翻转体位。一般可自然恢复。

对严重病例应及时抢救，如进行胸腔排气，少量慢速输氧等。

4.肌肉痉挛　由于毫火针的刺激量较大，在针刺骨骼肌的肌腹部位时会出现肌肉痉挛，致局部包块硬结，疼痛，活动受限。在针刺骨骼肌肌腹部位时宜选取20mm长毫火针刺灸，控制刺激量。当发生肌肉痉挛时，可在局部进行手法揉按放松，或在痉挛点取20mm长毫火针补刺一针即可。一般休息1~2日即可恢复。

5.伤及神经　若毫火针伤及神经，进针时患者多有电击感，应即刻出针，然后轻度按摩，以缓解症状。因毫火针针细，损伤小，一般不需处理，少则1~2个月，多则半年可自行恢复。如有较重者，局部点刺，可加放血，以缓解症状，促使神经修复。

十一、禁忌

严重心脏病患者、患有出血性疾病者、不明原因的急腹症不宜刺。大月份的怀孕妇女、经期妇女的腹部及合谷、血海、三阴交等穴慎刺或不刺。小儿头囟等非穴处禁刺。

下篇 各论

第七章 呼吸系统疾病

第一节 感 冒

感冒是感受触冒风邪所导致的常见外感疾病。临床表现以鼻塞、流涕、喷嚏、咳嗽、头痛、恶寒、发热、全身不适等为特征。本病四季均可发生，尤以春、冬多见。风邪为感冒主因，但往往在不同季节与当令之时气相合伤人，出现风寒、风热、寒热等。

一、风寒型

【临床表现】

头痛，恶寒发热，鼻塞流清涕，咽痒呛咳，痰稀白量少，咽部充血，扁桃体肿大，畏寒身热，舌红苔薄白，身无汗而脉弦紧，全身酸楚。

【治则】

辛温解表，宣肺散寒。

【处方1】

大椎、合谷、足三里。

【操作1】

大椎用20mm毫火针灸刺放血；合谷用25mm毫火针，足三里用35mm毫火针灸刺，顿刺。每日1次。针后汗出，涕少，咳止。

【方义1】大椎位于诸阳经交会之处，属督脉之穴。督脉可总督人体一身之阳，故刺大椎可鼓动全身阳气奋起抗邪，祛风寒于体外。合谷可通利经脉，协助大椎，以求汗解。足三里有强壮作用，既可调动人体正气祛邪，又可调整中州胃气，以增谷气。诸穴同用，可疏散外邪，宣肺止咳，使汗解而愈。

【处方2】

大椎、合谷、肺俞、风池、列缺。

【操作2】

大椎用20mm毫火针灸刺放血；合谷用25mm毫火针，肺俞、风池、列缺用20mm毫火针顿刺；大椎刺后拔罐。重者每日1次，轻者隔日1次。

【方义2】

大椎属督脉之穴，督脉可总督人体一身之阳，故刺大椎可鼓动全身阳气奋起抗邪，祛风寒于体外。风池刺之可疏解风热，清利头目。合谷刺之清表散热，用之能发表托邪，头痛随之而解。肺俞刺之可宣泄表邪。列缺为肺经穴，刺之可解表除热。上穴合用，可获良效。

【处方3】

大椎、合谷、风门、太阳。

【操作3】

合谷、太阳灸刺之，速刺；大椎、风门刺后拔罐。重者每日1次，轻者隔日1次。

【方义3】

大椎属督脉之穴，督脉可总督人体一身之阳，故刺大椎可鼓动全身阳气奋起抗邪，祛风寒于体外。合谷清表散热，用之能发表托邪，头痛随之而解。风门刺后拔罐，疏风宣肺解表。太阳刺之发汗解表，疏头面风邪。

【处方4】

大椎、曲池、外关、足三里。

【操作4】

外关穴取20mm毫火针，顿刺；曲池、足三里灸刺之，均用速刺法；大椎刺后拔罐。重者每日1次，轻者隔日1次。

【方义4】

大椎、曲池、足三里穴方义同上述方义。外关为手少阳三焦经络穴，疏风解表，刺之发挥解表宣肺、祛风散寒之效。

二、风热型

【临床表现】

头痛、发热、咳嗽、鼻塞、腰痛、咽红，舌胖，苔薄黄而微腻，脉滑数。

【治则】

辛凉解表，宣肺清热。

【处方】

大椎、合谷、风池、风门、肾俞、肺俞。

【操作】

大椎用20mm毫火针灸刺放血，风池、风门、肺俞、肾俞用20mm毫火针灸刺，合谷用25mm毫火针灸刺，均用速刺法。1次针灸后症状可减轻，针灸2～5次后，可愈。

【方义】

肾俞刺之以壮阳固本。肺俞清肺，配合谷可发汗解表。风门为督脉与足太阳经的交会穴，功能疏风宣肺，调气泄热，与风池、大椎配用，祛风解表之力倍增。诸穴合用，疏风清热解表，各奏其效，其病自愈。

三、寒热型

【临床表现】

发冷发热，伴有头晕头痛，疲乏无力。

【治则】

清热散寒。

【处方】

大椎、间使、曲池、足三里。

【操作】

大椎、间使用20mm毫火针，曲池用25mm毫火针，足三里用30～35mm毫火针，均以灸刺，用顿刺法。每日1次，两侧穴位交替使用。

【方义】

大椎穴为手足三阳、督脉之会。主治伤风、间歇热。曲池、足三里、间使均属肘膝以下腧穴，协同大椎以调和营卫，增强抗病能力，清热散寒，故寒热迅速平调。

第二节　支气管炎

本病属中医"咳嗽"范畴。咳嗽的病因有外感、内伤两大类。外感咳嗽为六淫外邪侵袭肺系；内伤咳嗽为脏腑功能失调，内邪干肺。无论外感或内伤咳嗽，均属肺系受病，肺气上逆所致。

一、脾阳不振型

【临床表现】

痰白咳甚，神疲肢懒乏力，面淡黄微肿，舌质淡，苔白，脉濡滑。

【治则】

健脾止咳。

【处方】

太渊、肺俞、列缺、丰隆、脾俞、足三里。

【操作】

太渊、肺俞、列缺、丰隆、脾俞取20mm毫火针；足三里取30~35mm毫火针。上述诸穴均用灸刺，顿刺法。每日1次，双穴左右交替使用。

【方义】

刺太渊、列缺、肺俞意在宣通肺气；丰隆为足阳明胃经之络穴，另走足太阴脾经，刺之能起到涤痰降浊之功；灸刺脾俞、足三里能健脾益气，祛外邪而止咳。诸穴相应，故能收效。

二、肺阴不足型

【临床表现】

午后潮热，夜间盗汗淋漓，干咳少痰，咳甚痰夹血丝，口干少津，舌质红，脉细数。

【治则】

清肺润燥以止咳。

【处方】

太渊、太溪、鱼际、阴陵泉。

【操作】

以上诸穴均以灸刺，速刺法。每日1次，左右穴位交替使用。

【方义】

鱼际为手太阴之荥穴，刺之以清肺经之热；太渊为手太阴经之输穴，刺之以"培土生金"。太溪为足少阴之输穴，乃肺肾同源，刺之可补益肾阴。肺虚不能散津，故取足太阴经之阴陵泉，以加强脾的转输之功。肺能输布，脾能散精，则津液可复，内热自除。

第三节　支气管哮喘

支气管哮喘属中医"哮喘"范畴。常有宿痰者，则病程长久。

一、风热型

【临床表现】

咳嗽气喘，妨碍睡眠，呼吸急促，痰多而响，秋冬则甚。

【治则】

宣肺平喘化痰。

【处方】

肺俞、合谷、风池。

【操作】

肺俞、风池取20mm毫火针，合谷取25mm毫火针。上述三穴灸刺之，顿刺法，隔日1次，10次为1个疗程，2~3个疗程可愈。

【方义】

肺俞可定喘补益肺气，使肺气肃降而止喘；合谷为手阳明大肠经的原穴，肺主表，手太阴经与手阳明经相表里，刺合谷有宣肺解表，散风祛邪之功；风池有疏散表邪作用。诸穴配伍共奏宣肺解表，益肺祛邪之功，使喘咳可止。

二、风寒型

【临床表现】

胸闷气喘，喘息抬肩，喉中痰鸣。

【治则】

散寒，宣肺平喘。

【处方】

肺俞、风门、大椎。

【操作】

肺俞、风门、大椎均取 20mm 毫火针，均用灸刺，顿刺法。针后于大椎、身柱之间拔火罐，留罐 10 分钟。每日 1 次。病情稳定后改间隔 1 日治疗 1 次。

【方义】

肺俞为肺脏经气输注之处，统治呼吸道内伤外感诸疾；大椎属督脉与诸阳经之会穴，有宣肺平喘之效；风门则有祛邪平喘，预防感冒，减轻哮喘反复发作的作用。

三、脾肾阳虚型

【临床表现】

气息短促，喉有鸣声，喘息抬肩，不能平卧，舌淡苔微腻，且有齿痕舌，下肢略肿，脉显沉细。

【治则】

健脾补肾，纳气平喘。

【处方】

气海、照海、公孙。

【操作】

气海取 20mm 毫火针，照海、公孙取 15mm 毫火针。上述诸穴，每取双穴灸刺之，均用速刺法。间隔 1 日治疗 1 次，10 次为 1 个疗程。

【方义】

公孙为足太阴脾经穴位，又为八脉交会穴，与冲脉交会于胃、心、胸，能治胃、心、胸部位的疾病，灸刺以温脾益气敛冲；照海既温肾敛冲纳气，又畅咽喉气道；气海振奋元阳，益肾平喘。诸穴相配，上、中、下三焦相应，皆尽温肾纳气，振奋生机，降逆平喘之效。

四、痰热遏肺型

【临床表现】

哮喘，平卧喘息加重。

【治则】

清热肃肺平喘。

【处方】

鱼际、足三里、内关。

【操作】

鱼际、内关用20mm毫火针，足三里用40～50mm毫火针。上穴灸刺，速刺法，每次只针一侧，每日1次或发作时针1次，左右交替使用。针刺10次为1个疗程。

【方义】

鱼际为手太阴肺经的荥穴，有止咳平喘的作用。足三里有强壮作用，既可调动人体正气祛邪，又可调整中州胃气，以增谷气。内关为心包经之络穴，别走少阳三焦，又为八脉交会穴之一，可以镇静安神。鱼际配足三里、内关，能解除支气管痉挛，降低气道阻力，从而改善肺功能，达到清热肃肺，平喘止咳之目的。

五、虚喘型

【临床表现】

体弱咳久，呼吸迫促，日夜咳喘，口吐黏稠浓痰，夏轻冬重。

【治则】

扶正培本，化痰平喘。

【处方】

处方1：主穴：大椎、定喘、肺俞、丰隆、天突。

配穴：足三里、中脘、三阴交、风市、合谷、风池、肩井、内关。

处方2：主穴：肺俞、大椎、风门。

配穴：咳嗽配尺泽、太渊，痰多配中脘、足三里，肾虚配肾俞、关元、太溪。

【操作】

随症取穴，以顿刺法灸刺所选穴位。依处方1或处方2进行治疗。发作期每日针灸1次，喘平后，可改为间隔1日治疗1次，10次为1个疗程，休息1周，继续针灸1~2个疗程。为了预防哮喘反复，次年夏季，不论发作与否，均可再针灸1~2个疗程，以巩固远期效果。对身体极为衰弱者，应慎重施治，避免休克。亦应嘱病患避免过度疲劳。

【方义】

虚喘型支气管哮喘。随症选用两个处方之一，皆可扶正培本，化痰平喘，疗效满意。

六、肾虚型

【临床表现】

此病为发作性气喘。子时喘息发作，呼长吸短，动则尤甚，受凉或月经来潮时易发作，甚时不能平卧，痰涎量多，难以咳出，头晕耳鸣，不能进食与睡眠。

【治则】

补肾纳气，平喘。

【处方1】

气海、关元、肺俞、脾俞、肾俞、俞府、三阴交、足三里、天星。

【操作1】

上述诸穴灸刺之，以补肾纳气平喘。均用速刺法，每日1次，双侧穴位交替使用。天星穴为经外奇穴，身柱至天宗折作8寸，天星穴在身柱穴旁开6寸处取之，取20mm毫火针速刺之。

【方义1】

肾俞、气海、关元刺之补肾益下元，振奋丹田之气；三阴交、脾俞、足三里刺之以健脾固本；肺俞、俞府刺之以理肺助肾定喘；更佐天星奇穴以加强平喘之效。

【处方2】

肺俞、肾俞、复溜、三阴交、喘息穴。

【操作】

肺俞、肾俞、复溜、三阴交取20mm毫火针灸刺，速刺法。喘息穴位于膈俞外上方2~3分处之凹陷中，取15mm毫火针，于穴上点刺3~5针。每日1次，双穴交叉使用，于喘息发作前10~15分钟进行针灸，15次为1个疗程。

【方义2】

肾俞、复溜可补肾纳气，降逆平喘；肺俞可宣肺平喘；三阴交健脾化痰；喘息穴为治喘之验穴，能有效控制喘息的发作。上穴合用，使哮喘得以缓解，疗效甚佳。

第四节　大叶性肺炎

大叶性肺炎，属中医"咳嗽"范畴。

【临床表现】

急性发热，咳嗽，呼吸急促，吐铁锈色痰，口唇发绀，胸痛，偶有惊厥，神昏谵语，舌质红，苔厚腻，脉洪大数。

【治则】

疏风清热，宣肺化痰。

【处方】

大椎、巨骨、曲池、内关、中脘、足三里、三阴交、俞府。

【操作】

诸穴取灸刺，大椎速刺后拔罐放血5ml；曲池、足三里、三阴交留刺5分钟，余穴采用速刺法。隔日1次。

【方义】

大椎、曲池、巨骨可疏风泄热，内关以镇静安神，三阴交可滋阴抑阳，俞府能定抽止风，中脘、足三里相配可鼓动气血运行，故上穴合用可获良效。

第五节　支气管扩张

支气管扩张属中医"咯血"范畴。

一、肝火犯肺型

【临床表现】

症见胸闷胸痛，咳嗽咯血，血色鲜红，量多，并无他物。

【治则】

清肝泻肺，和络止血。

【处方】

孔最、尺泽、曲泽、止红。

【操作】

止红穴在前臂内侧中线曲泽下4寸处。上述各穴，均取灸刺，速刺法，每日针1次，双侧穴位交替使用，10日为1个疗程。

【方义】

止红穴为奇穴，是止血之经验穴。孔最、尺泽可补肺降逆，疏邪止血。曲泽可泄血热，理气血。诸穴合用，清肺凉血，则症止病愈。

二、脾肾两虚型

【临床表现】

时发咯血，神疲乏力，面色萎黄，苔薄白，脉细数。

【治则】

补肾纳气，凉血止血。

【处方】

孔最、鱼际、丰隆、足三里、肾俞、气海。

【操作】

上述诸穴施以灸刺，速刺法。每日1次，双侧穴位交替使用，单侧穴位隔日治疗1次。10次为1个疗程。

【方义】

取手太阴肺经郄穴孔最以应急，荥穴鱼际以泻灼肺之火。足阳明胃经之合穴足三里，配络穴丰隆健脾益气，迫血归经，且有化痰降浊之功效。肾俞及气海为生气之源，刺之以益肾纳气，潜摄虚阳。诸穴齐奏，标本兼治。

第六节　肺炎并发胸膜炎

【临床表现】

症见低热不退，无汗，胸痛，咳嗽，吐脓痰，呼吸不畅，舌红绛，苔薄黄，脉数。

【治则】

疏风清热，宣肺除痰。

【处方】

1组：曲池、太渊、足三里、丘墟。

2组：尺泽、肺俞、大杼、太溪。

【操作】

每日选取上方一组，轮流灸刺，行速刺法。5～7次则症状可消失。

【方义】

处方1组中，丘墟为治胸痛要穴。曲池可泄大肠之邪热，取胃经合穴足三里、肺经输穴太渊，乃标本同治。处方2组中，肺经荥穴尺泽配肺俞可清肺热，消痈祛痰；取太溪滋阴清热，泻大杼除胸中之热。两组穴合用，相得益彰，故收桴鼓之效。

第七节　睡眠呼吸暂停综合征

睡眠呼吸暂停综合征又称阻塞性睡眠呼吸暂停综合征。

【临床表现】

睡眠时打鼾严重，阵发性吸气后呼吸暂停达20秒以上，为克服咽道阻塞而促使呼吸运动增加致无声。时因憋气而惊醒，睡眠质量下降，白日嗜睡。

亦可因长期缺氧，血压不稳定，收缩压增高，出现肺动脉高压症，或因不明高热及吸入性肺炎等加剧本病的症状。

【治则】

健脾化湿，疏通经络，通窍醒脑，祛痰利咽。

【处方】

主穴：百会、水沟、足三里、合谷、三阴交。

配穴：关元、天枢、丰隆。

【操作】

穴位常规消毒。百会、水沟二穴均取20mm毫火针，顿刺法，斜针直刺。嘱患者取坐位或仰卧位，将头部后仰，以便进针。

足三里取30～35mm毫火针，关元、天枢、三阴交取20mm毫火针，合谷、丰隆取25mm毫火针。足三里、三阴交、合谷用留刺法，留针5分钟。关元、天枢、丰隆穴用顿刺法。间隔1日治疗1次，10次为1个疗程。每疗程之间隔5日。

一般治疗1个疗程，夜间睡眠鼾声减弱，憋醒次数减少，白日嗜睡症状减轻。治疗2～3个疗程，临床症状消失。

【方义】

百会属督脉，是督脉与足太阳经交会穴。水沟是督脉与手、足阳明经交会穴。百会、水沟为近端局部取穴，二穴合用，意在醒脑开窍，升阳固脱，开窍苏厥。足三里为足阳明胃经穴，足阳明所入为"合"，可健脾益胃，扶正培元，有强壮作用。合谷是手阳明大肠经的原穴，可治疗痰湿壅盛、经络闭阻。足太阴脾经三阴交为足太阴、足厥阴、足少阴三阴经交会穴，有扶脾胃，调血室，补肝肾，祛风湿之功。关元为任脉经穴，位于下腹部，可调气血，补肾虚，调一身之元气。天枢为大肠经募穴，乃气机升降之枢纽，故前人有天枢行气行血之说。天枢有调中理气之效。丰隆属足阳明胃经，为足阳明经络穴，可化痰定喘，宁心安神。

足三里、三阴交加合谷、丰隆、关元均为远端取穴，意在健脾益胃，补益气血，平肝祛郁，扶正培元，以畅通经络，祛除痰湿，达通窍利咽之效。

第八章　循环系统疾病

第一节　频发室性期前收缩(频发室早)

频发室性早搏属中医"心悸"范畴。

一、气阴两虚

【临床表现】

心悸，胸闷，胸痛，脉促。时伴夜卧难寐。

【治则】

益气育阴，宁心安神。

【处方】

内关、神门、安眠。

【操作】

上述诸穴，均以速刺法灸刺，每日1次，双穴交替使用。3次后，早搏得减，改为隔天治疗1次。

【方义】

内关为手厥阴心包经之络穴，神门为手少阴心经原穴。二穴相配，原络相应。复加安眠，共奏益心气，育心阴，宁心安神之功效。

二、心气虚型

【临床表现】

心悸，伴有高血压。

【治则】

益气安神，调补气血。

【处方】

1组：神门、内关、膻中、足三里、三阴交。

2组：厥阴俞、心俞、肝俞。

【操作】

两组处方，隔日1次，每次用一组，交替用速刺法灸刺。神门穴浅刺，膻中穴宜斜针直刺。

【方义】

神门穴具有补益心气，舒畅气血的功效。配以募穴膻中，络穴内关，合穴足三里，背俞穴厥阴俞、心俞、肝俞，以及三阴交，共奏理顺经脉，通达气血之功。

三、血虚型

【临床表现】

心悸，脉迟结，伴有下肢指陷性水肿。

【治则】

益气养血定悸。

【处方】

大陵、曲泽、膻中、心俞、足三里。

【操作】

上述诸穴均施灸刺，速刺法，膻中斜针直刺。双穴齐取，隔日1次。

【方义】

大陵为心包输穴，以输代原，为治内脏要穴，与三焦关系密切，刺之可通调三焦原气，调整内脏功能。足三里为胃经之合穴，刺之可振奋脾阳。曲泽为手厥阴心包经之合穴，刺之可调经脉气血。膻中为心包之募穴，心俞为心经之俞穴，俞募相配，可调理心气，通调心阳。方中俞、募、合穴配用，统调内脏，疏通气血，故能使悸平。

第二节　阵发性心动过速

气血瘀阻型阵发性心动过速，属中医"心悸"范畴。

一、气血瘀阻型

【临床表现】

心悸剧烈，时有突发。发时呼吸急迫，强迫体位，表情痛苦，脉疾。

【治则】

理气通络平悸。

【处方】

膻中、巨阙、肺俞、心俞。

【操作】

上述诸穴均施灸刺，顿刺法，用20mm毫火针；膻中斜针直刺。双穴齐取，隔日1次。

【方义】

募穴为脏腑之气募集之处，故取心之募穴巨阙、心包之募穴膻中；背俞穴为脏腑之气转输之处。故取膀胱经之肺俞、心俞。本方取俞募配合，可理肺气，行气血，通络畅气平悸。

二、痰火阻络型

【临床表现】

发时面色青白。

【治则】

宽胸理气，宁心安神。

【处方】

内关。

【操作】

取双侧内关，20mm毫火针灸刺之，留刺法留针10分钟。间隔1日治疗1次，治疗2～3次诸症平复。

【方义】

情志所伤，怒则气上，故神志不安而心悸。内关乃心包经之络穴，别走少阳三焦，又为八脉交会穴之一，与阴维脉相通，具有清泄包络，疏利三焦之功，故收宽胸理气、宁心安神之效。

67

第三节　窦性心动过缓

窦性心动过缓属中医"胸痹"范畴。

【临床表现】

症见胸闷胸痛，眩晕气短，舌质红少苔，脉细弦迟缓。

【治则】

宽胸理气，宣痹通阳。

【处方】

内关、足三里、三阴交、列缺、素髎。

【操作】

上述诸穴灸刺之，均用速刺法。列缺取20mm毫火针斜针直刺。每日1次，双穴每次取单侧，单穴间隔1日一刺，10次为1个疗程，一般2～3个疗程可愈。

【方义】

内关为心包络穴，益心气，蠲心痹。列缺为肺经络穴，可通调肺脏之脉。经气畅运，胸部可舒。三阴交穴交通心肾，滋阴潜阳。足三里穴培生化之源以益心气。

肺气通于鼻，鼻为肺之窍，素髎位于鼻头，为督脉之穴，可振奋心肺之阳气，收通络蠲痹之功效。

第四节　心肌炎

心肌炎属中医"心悸"范畴。

一、心血不足型

【临床表现】

症见心悸胸闷，时见早搏，易于感冒，感后易发，遇劳亦发，发则倦怠，周身不适，脉结代，心电图显示T波倒置。

【治则】

补血养心，益气安神。

【处方】

中脘、太渊、足三里、公孙。

【操作】

上述诸穴，依序灸刺之，速刺法。隔日1次，10次为1个疗程。疗程间休息5日再治。2～3个疗程诸症可平。

【方义】

本方中脘为足阳明之募穴，可升清降浊，发挥纳谷消运之功。太渊为手太阴之原穴，脉之会，可推动宣肃全身气机。足三里为足阳明之合穴，有健中化生之功。公孙为八脉交会，足太阴之络穴，属冲脉，有调畅中焦运化之效。上方合用，可推动脏腑经络气血运行，促进新陈代谢，达到扶正祛邪之目的。

二、心阴虚型

【临床表现】

症见胸闷，眩晕，舌质红苔薄腻，脉细而弦。

【治则】

养阴益气，宁心平悸。

【处方】

内关、足三里、三阴交、太冲、风池。

【操作】

上述诸穴，依法灸刺之。足三里穴留刺，余穴用速刺法，间隔1日治疗1次，10次为1个疗程。疗程间休息5日再治。2～3个疗程可愈。

【方义】

内关是心包络穴，通阴维脉，为治心脏病的首选穴。阳明为多气多血之经，足三里又是足阳明胃经合穴，通于心，有强心气、益心血、平悸治眩晕功效。三阴交有补心血，疗心疾，交通心肾，滋阴潜阳功效。风池宁心潜阳，壮胆安神。太冲为肝经原穴，与督脉会于巅，可育阴潜阳，安神宁心。各穴同用，方达良效。

第五节　冠状动脉粥样硬化性心脏病

冠状动脉粥样硬化性心脏病也称冠心病，属中医"胸痹"范畴。

一、胸阳痹阻型

【临床表现】

证见胸闷气短，憋气，心前区刺痛，时发心悸，倦怠乏力，肢冷恶寒，时汗自出，夜寐不宁，舌淡苔薄白，脉沉缓，时有结代。

【治则】

宣痹通阳，散寒化浊。

【处方】

膻中、巨阙、内关、足三里、三阴交。

【操作】

上述诸穴灸刺之。膻中、巨阙两穴斜针直刺，留刺法，留针10分钟。余穴均用速刺法。间隔1日治疗1次。

【方义】

膻中是八会穴中的气会，有调气利膈、宽胸降逆、振奋心阳的作用。巨阙为心之募穴，可调节心阳。二穴留刺，可加强宽胸理气的作用。内关属心包经，为心包之络穴，有理气镇痛、温助心阳、宣通脉络、宁心安神之效；足三里调补气血；三阴交活血化瘀。上穴同用，可疗胸痹，对心痛发作也有显效。

二、气滞血瘀型

【临床表现】

心悸不安，舌色黯红，口唇紫黯，脉细而促。

【治则】

温补心阳，益气活血定悸。

【处方】

内关、膻中、三阴交、足三里、阴陵泉。

【操作】

上述穴位，均用速刺法灸刺之，独有膻中穴斜针直刺。间隔1日治疗1次，10次为1个疗程，疗程间休息5日，再治。

【方义】

取膻中以调气宣痹，使胸中蕴塞之气得以宣散，气行则血行，胸闷、心悸得除。辅以手厥阴经穴内关，以强心定悸；加三阴交、足三里、阴陵泉，旨在健运脾胃，增强体质，使气血充盈，心脉得养，达强心健脾，益气活血之功。

第六节　高血压

高血压症见头痛者，属中医"头痛"范畴；症见头晕者，属中医"头晕""眩晕"范畴。

一、肝阳上亢头痛型

【临床表现】

头胀痛，巅顶为甚，烦躁易怒，面红目赤，夜睡不宁，腰酸肢软，两耳鸣响，舌质红而干，脉弦而细。

【治则】

平肝潜阳，止痛。

【处方】

内关、行间、太溪、风池、太白、照海。

【操作】

上述诸穴，速刺法灸刺之。每日1次，双侧穴位交替使用。10次为1个疗程，一般1～2个疗程可愈。

【方义】

内关为手厥阴心包之络穴，取以宁心安神而去烦。行间为足厥阴之荥穴，取以清肝泄热。太溪为足少阴之原穴，取以益肾阴而潜上浮之阳。风池可清头目之火，疏在上之浮阳。肝阳上亢，佐以太白；肾阴虚亏，增以照海。二穴相伴，以彰益肾潜阳之功。上穴齐阵，平肝潜阳而痛止。

二、肝阳上亢头晕型

【临床表现】

头晕，心烦不寐，反复发作，面赤，神疲，舌质红，脉弦。

【治则】

平肝潜阳，息风安神。

【处方】

百会、风池、肝俞、神门、三阴交、太溪、太冲。

【操作】

上述诸穴灸刺之，用速刺法，间隔1日治疗1次。双穴取单，左右交替使用。10次为1个疗程。

【方义】

取百会、肝俞、太冲，平肝潜阳；取三阴交、太溪、风池、神门，养肝息风，宁心安神。诸穴同用，潜阳息风，阴平阳秘，诸病得愈。

第七节　低血压

低血压属中医"眩晕"范畴。

【临床表现】

头晕，头痛，耳鸣，四肢寒冷，舌淡，苔薄白，脉沉细无力。

【治则】

补肾助阳。

【处方】

足三里、曲池、中渚。

【操作】

上述诸穴，均取双穴灸刺之，间隔1日治疗1次，用留刺法，留针5分钟。10日为1个疗程。

【方义】

取足阳明胃经的足三里，手阳明大肠经的曲池，以借阳制阴，使阴阳平衡。耳鸣取手少阳三焦经的中渚，通过灸刺，达到阴中隐阳，和阴调阳之功效。

第九章　消化系统疾病

第一节　口　臭

【临床表现】

口有臭气。常伴大便干结，小便黄赤。

【治则】

通腑泄热。

【处方】

合谷、曲池、足三里、二间、内庭。

【操作】

上述穴位灸刺之，根据穴位深浅，择针速刺。双侧穴位每次取一穴，间隔1日治疗1次，10次内即可愈。

【方义】

"面口合谷收"，阳明经脉行于面而周于齿龈，以合谷泄阳明经热。二间为手阳明之荥穴，内庭为足阳明之荥穴，取二荥以泄阳明积热；再取曲池、足三里以调和肠胃，导滞泻火，为"腑病取合"。诸穴合用，可通大肠经气，经气疏通，浊热下行，则腑通臭除。

第二节　食管炎

食管炎属中医"噎膈"范畴。

【临床表现】

吞咽困难伴有疼痛，食后食管内有堵塞感，噎食，胸闷。

【治则】

开郁利膈通络。

【处方】

颈4~6夹脊穴。

【操作】

上穴取20mm毫火针灸刺之，用留刺法，留针5分钟。留针期间，令患者饮水。间隔1日治疗1次，2~5次可愈。

【方义】

颈4~6夹脊穴有清泄上焦，开郁利膈作用，灸刺有通络之功效。灸刺用施，疗效突显。

第三节　食管狭窄

食管狭窄属中医"噎膈"范畴。

【临床表现】

吞咽困难，伴有胸痛，久而拒咽食物。

【治则】

化痰利膈。

【处方】

膻中、丰隆、中脘、足三里、膈俞、肝俞、内关、公孙。

【操作】

灸刺上述穴位，中脘、膻中、足三里用留刺法，余穴用速刺法。双穴交替合用，每日1次，7次为1个疗程，疗程间隔5日再治，重患3~4个疗程则可进饮食。

【方义】

取膻中、丰隆，则行气化痰以助通幽之力。取中脘以除滞气。取内关、公孙以利胸膈。足三里可调健脾胃，以化痰浊。使以膈俞、肝俞以利膈疏肝，散郁结，降气逆，消噎膈。诸穴同用，共奏开郁滞、利胸膈之功效。

第四节 贲门失弛症

贲门失弛症属中医"反胃"范畴。

【临床表现】

食后呕吐，食管呈节段扩张，形状改变明显，伴有贲门痉挛。

【治则】

健脾理气，降逆和胃。

【处方1】

太冲、足三里、公孙、中脘、天突。

【操作1】

太冲、公孙、天突灸刺之，用速刺法。中脘、足三里穴灸刺，用留刺法，留针5分钟。间隔1日治疗1次，10次为1个疗程。一般1个疗程可愈。

【方义1】

取太冲、公孙穴灸刺之以疏肝理气，取中脘、天突穴以降逆止呕，刺足三里健脾和胃。针指其症，故而有效。

【处方2】

内关、中脘、期门、足三里、督俞、胃俞、脾俞。

【操作2】

灸刺上述穴位，中脘、足三里用留刺法，留针5分钟，余穴用速刺法。双穴左右交替取用，中脘穴隔日1次，每日施治1次。10次为1个疗程，1~2个疗程诸症可愈。

【方义2】

内关、中脘、期门、足三里均有理气宽中和胃功效。胃俞、脾俞可以建运中州。督俞可以宽胸理气，善治胸膈满闷。诸穴灸刺，可加强温运中焦、理气降逆之力。故久病痼疾，均可获愈。

第五节 膈肌痉挛

膈肌痉挛属中医"呃逆"范畴。

一、胃火上逆型

【临床表现】

持续性呃逆，喉中呃声不断，响亮有力，昼夜不停，不能安睡。食入即吐。

【治则】

平肝降气，通腑泄热，和胃止呃。

【处方1】

膻中、膈俞、中脘、内关、足三里。

【操作1】

上述各穴灸刺之。膻中、内关、膈俞、中脘穴取速刺法，膈俞、中脘刺后加拔火罐。足三里用留刺法，留针10分钟。双穴取其一，两侧交替进行，单穴间隔1日针刺1次，连续治疗3~5次可愈。

【方义1】

膈俞针后拔罐，可宽胸利膈。胃之募穴中脘针后拔罐，为针家治呃验法。内关可宽胸，膻中可理气，胃之合穴足三里可调中和气，有降逆之功。诸穴合用，有镇逆调气之效。

【处方2】内关、足三里、太冲、气海。

【操作2】

上述各穴分别择针灸刺之，均用速刺法，气海穴刺后拔罐。每日1次，双穴取单，单穴拔罐，间隔1日针刺1次。连治数次可愈。

【方义2】

内关穴为厥阴心包经穴，主气化以宽胸利膈。足三里为阳明经穴，开脾胃升降之气，气逆得调。太冲属肝，有疏肝降冲之效。气海穴刺后拔罐以壮正气压邪。诸穴配用，气调膈舒而呃逆自愈。

【处方3】

内关、天突、膻中、太冲。

【操作3】

灸刺上述诸穴，均用速刺法，天突、膻中穴斜针直刺，内关、太冲取双侧穴，膻中穴刺后拔罐，隔日1次。

【方义3】

内关、膻中刺之可宽胸利膈，舒解挛急；天突、太冲可平降肝胃之气逆。以上诸穴配用，可使呃逆平息。

【处方4】

中脘、气海。

【操作4】

中脘、气海二穴皆灸刺之，用留刺法，留针5分钟后，出针拔罐。间隔1日治疗1次。10次为1个疗程，一般1个疗程即愈。

【方义4】

呃逆之源，在于中、下焦气逆上冲，出口作声使然，故取本方只取中脘、气海二穴。中脘穴为胃之募、腑之会，理后天之胃气，又居中焦，故有理气止哕之功。气海穴位居下焦，上关连肺气，下通达肾气，为腹部纳气之根本，故有调理气机升降之效。此二穴相伍，如珠璧相合，用以灸刺，辅以拔罐，疏之通之，使气顺以止呃逆。

二、气逆痰阻型

【临床表现】

心情抑郁，胸胁苦满，呃逆频发，气上逆，不能自制，夜卧胃亦不安。

【治则】

宣肺理气，降逆化痰，和胃止呃。

【处方1】

膻中、内关、足三里。

【操作1】

上述诸穴灸刺之，用速刺法。膻中斜针直刺。内关、足三里取双侧穴位。

间隔1日治疗1次，2～3次可愈。

【方义1】

膻中为气之会穴，刺之可降逆止呃，调畅气机。内关为手厥阴心包经穴，通于阴维，刺之可调整阴阳，畅通气机。足三里为胃经之下合穴，可强胃健脾，刺之可降胃之气逆。诸穴合用，可宣肺理气，健胃降逆。

【处方2】

合谷、后溪。

【操作2】

二穴均取25mm毫火针，合谷、后溪取同侧穴。每次左右交替灸刺之。后溪用速刺法，先刺。合谷用留刺法，留针5分钟。治疗每日1次，3～5次则愈。

【方义2】

合谷为手阳明大肠经之穴，大肠与肺相表里，灸刺合谷穴可疏调气机，宣肺理气。后溪为手太阳小肠经之穴，小肠与心相表里，心经走行于前胸，二穴相配，可使膈肌痉挛得以缓解。

三、脾胃虚弱型

【临床表现】

间隔呃逆，呃声低微，昼夜不息，着凉受寒加剧。

【治则】

健脾和胃止呃。

【处方】

中脘、胃俞、章门、脾俞、足三里。

【操作】

上述穴位灸刺之。中脘速刺后加拔罐。足三里用留刺法，留针10分钟。余穴用速刺法。间隔1日治疗1次，10次为1个疗程，疗程间休息5日。治2～3个疗程呃逆即可消失。

【方义】

呃逆有虚实之分。胃火、胃寒所致多为实证，脾肾阳虚、胃阴不足或脾胃气虚所致多为虚证。故本方以补脾胃为主，用脾胃经俞募配穴法。又以下合穴足三里健脾补胃。诸穴共用，得其功效。

第六节　神经性呕吐

神经性呕吐属中医"呕吐"范畴。

一、脾胃虚寒型

【临床表现】

上腹饱满作痛，腹泻及呕吐频作，嗳气呕吐，遇风寒冷气即吐，伴有恶心疲乏。

【治则】

温中健脾，和胃降逆。

【处方1】

1组：足三里、中脘、脾俞、期门、关元。

2组：上脘、气海、关元、公孙、日月。

3组：巨阙、胃俞、间使、章门、天枢。

【操作】

以上3组处方，轮换使用，均用灸刺，速刺法。每日1次，每次不超过7针。10次为1个疗程，疗程间隔5日。

【方义1】

上述诸穴相配，使阳气复来，胃气沉降，津液得复，胃阴得养，气郁畅舒，诸症得解。

【处方2】风府、哑门。

【操作2】

风府、哑门各取20mm毫火针刺之，均用速刺法。

【方义2】

本方所取风府、哑门两穴是督脉阳维之会。督脉总督一身之阳气，为阳脉之海。刺督脉风府、哑门两穴，可温通阳气，使清阳上举，浊阴下降，运化正常则止呕奏效，

二、胃阴不足型

【临床表现】

体弱消瘦，舌干乏津，食入即吐，呕吐不止，呕吐食水，伴头晕恶心，举步乏力。

【治则1】

滋养胃阴，和胃镇惊，降逆止呕。

【处方1】

内关、中脘、神道、灵台。

【操作】

上述诸穴灸刺之，均用速刺法，中脘针后拔罐。间隔1日治疗1次。10次为1个疗程。

【方义】

内关为手厥阴心包经之络穴，可宣通三焦之气机，灸刺有降逆止呕之效。中脘为胃经之募穴，针之可调中和胃。神道、灵台为督脉之要穴，而督脉为阳脉之海，总督一身之阳，可振奋全身之阳气，温中回阳，调整阴阳之平衡。神道、灵台又有安神镇惊之功效。故诸穴相配，效专力宏。

【处方2】

胃俞、天突、膻中、梁门、中脘、内关、足三里、三阴交。

【操作2】

上述诸穴灸刺之，用速刺法，按序进针。先刺胃俞、天突，再刺膻中、梁门、中脘，最后取内关、足三里、三阴交。

【方义2】

胃俞可使胃收缩，蠕动加快；天突可降冲逆之气；膻中、梁门、中脘可宽胸畅中，降逆以健运中州；内关、足三里、三阴交可益胃阴，健脾和胃。诸穴按序针刺，效力提高，故速收良效。

三、肝气犯胃型

【临床表现】

无诱因呕吐，药物治疗多不效。

【治则】

疏肝和胃降逆。

【处方】

下脘、巨阙、不容、太乙。

【操作】

上述穴位刺之，用速刺法。不容、太乙取左右双穴，巨阙穴斜针直刺，下脘刺后拔罐。间隔1日治疗1次，10次为1个疗程。

【方义】

巨阙、下脘属任脉穴，具有和胃降逆、理气调中的作用。不容、太乙是胃经穴，可调理脾胃之气。诸穴合用，共奏疗效。

四、痰饮内停型

【临床表现】

食后腹部胀满，食米饭后更甚。重时伴呕吐、眩晕、心悸，再甚者拒食。

【治则】

健脾化痰，和胃降逆。

【处方】

主穴：中脘、天枢、足三里、三阴交。

配穴：下脘、脾俞、胃俞、肾俞。

【操作】

每次选主穴2个，配穴2个，交替使用。每日灸刺1次，以穴择针，用速刺法，10次为1个疗程。疗程间休息5日再治。4~5个疗程可显效。

【方义】

足阳明胃经合穴足三里，背俞穴胃俞、脾俞，脾经三阴交，近部中脘、下脘、天枢等穴，均有直接调理脾胃气机和旺盛脾胃功能的作用。脾肾关系密切，脾之运化须赖于肾精、肾阳的资助，故取背俞穴肾俞，以促进脾胃运化功能，使机体阴阳协调，胃气开则病自愈。

第七节 消化不良

消化不良属中医"纳呆"范畴。

一、脾胃虚寒型

【临床表现】

喜暖畏凉，饭后腹胀，时而隐痛，食欲减轻。

【治则】

温中健脾，消食导滞。

【处方】

脾俞、足三里、中脘。

【操作】

上述诸穴灸刺之，均用速刺法，脾俞、足三里取双穴，中脘刺后拔罐。间隔1日治疗1次，一般患者经10次治疗后症状可消失。

【方义】

本方所取脾俞，可温中健脾，益气升清。中脘、足三里可温中祛寒，和胃降浊，消积化滞。虚寒得除，则气机调和，清升浊降，诸症自愈。

二、肝胃不和型

【临床表现】

上腹胀满，烧心厌食，胸闷烦躁。

【治则】

疏肝和胃。

【处方】

中脘、足三里、梁门、脾俞、胃俞。

【操作】

灸刺中脘、梁门、足三里，再灸刺脾俞、胃俞，皆用速刺法，间隔1日治疗1次，脾俞、胃俞隔日交替拔罐。10次为1个疗程。

【方义】

本方用胃募穴中脘，配胃经合穴足三里，有补中益气，健脾和胃，助消化作用。配梁门，有健中作用；配脾俞、胃俞，有醒脾开胃，增进食欲功效。

第八节　胃肠功能紊乱

胃肠功能紊乱属中医"胃脘痛"范畴。

【临床表现】

胃脘痛甚，连及两胁，且有灼热感。

【治则】

疏肝理气。

【处方】

行间、侠溪、神门、中脘、足三里。

【操作】

上述诸穴灸刺之，行间、中脘穴用留刺法，留针5分钟，余穴用速刺法。重者连治3日，3日后间隔1日治疗1次。一般经10次治疗后症状可消失。

【方义】

本方所取行间穴可直折肝火。侠溪为足少阳之荥穴，亦可清泻肝火。神门泻心火，亦有助于消除肝火。中脘、足三里尚有清热和胃降逆之功效。诸穴合用，肝火得清，胃气得和，火不致浊，气不横逆，诸症可消。

第九节　急性胃炎

急性胃炎属中医"胃脘痛"范畴。

一、寒邪犯胃型

【临床表现】

胃脘疼痛，伴恶心呕吐，汗出肢厥，扪之清凉，得热则舒，喜按怕凉。

【治则】

散寒止痛。

【处方1】

足三里、胃俞。

【操作】

上述二穴灸刺之，足三里用留刺法，留针10分钟。胃俞用速刺法，刺后拔罐。每日1次，左右两穴交替使用。

【方义1】

本方所取足三里为足阳明胃经之下合穴，又是六腑下合穴之一。"合治内腑"，故足三里为治疗胃脘痛的首选穴位。胃俞是胃气血输注的部位，针之有和胃止痛的功效。二穴共享，立止胃部疼痛，其效显著。

【处方2】

中脘、内关、足三里、内庭。

【操作2】

上述诸穴灸刺之，均用速刺法，中脘刺后拔罐。每日1次，前3次连续治疗，3日后再间隔1日治疗1次。

【方义2】

取胃募、腑会之中脘灸刺，和胃降逆，温中散寒；内关系心包络穴，心包经历络三焦，针以开导之，宽胸理气；足三里属胃之合穴，依"治腑者，治其合"的原则，取足三里疏调胃气，升清降浊；内庭为胃之荥穴，可调脾胃而助消化。诸穴共享，可调升降，畅气机，达到温中降逆，行气止痛之功效。其疾自平。

二、肝胃郁热型

【临床表现】

胃痛，恶心，呕吐，不思饮食。

【治则】

泄热和胃。

【处方】

胃俞、中脘、天枢、大肠俞。

【操作】

上述诸穴灸刺之，用速刺法，胃俞针后拔罐。间隔1日治疗1次，一般治疗3～5次，胃痛消失，消化功能恢复正常。

【方义】

取胃俞配胃募中脘，可调胃气，缓中止痛。取大肠俞配大肠募天枢，可舒络行气，通肠导滞，使手足阳明之经气上下宣通，左右布散，前后调和，以扶正祛邪，痛止病愈。

三、毒热炽盛型

【临床表现】

拒按难安，恶心欲吐，心悸汗出，躁动呻吟，面色苍白，舌质紫黯，苔白干，脉沉涩。

【治则】

清热解毒止痛。

【处方】

肘弯曲泽处静脉。

【操作】

以火针点刺或三棱针速刺两肘弯曲泽处静脉，分别放出黑血10余滴。一般治疗1～3次即愈。

【方义】

两肘弯曲泽处静脉，可谓治疗毒热炽盛型急性胃炎的特效穴，放出黑血，有清热解毒，行气止痛，使胃腑得安之功效。

第十节　急性胃肠炎

急性胃肠炎归属于中医"腹痛""泄泻"范畴。

一、饮食滞积型

【临床表现】

胃脘、脐周阵发性绞痛，腹泻水样便，发热。

【治则】

散寒燥湿，升清化浊。

【处方】

主穴：中脘、内关、天枢、关元、足三里。

配穴：发热配大椎、委中、曲池、合谷，呕吐甚配金津、玉液，腹痛重加神阙、气海、公孙。

【操作】

上述诸穴灸刺之。主穴中脘、足三里用留刺法，留针10分钟。余穴均用速刺法。配穴随症每次取2~3穴，交替选穴，不宜多取。大椎点刺拔罐放血。神阙拔罐。金津、玉液用三棱针点刺出血。

【方义】

中脘为胃之募穴，可理气和胃，调补中气。天枢为大肠之募穴，关元为小肠之募穴，取此两穴有调整肠胃之气，分清降浊，使运化和传导功能恢复正常之功效。内关为心包之络穴，主"心胸胃"痛，又系八脉交会穴，通于阴维脉，取之有宽中理气、和胃降逆之效。足三里为足阳明之合穴，又系胃之下合穴，为治胃肠诸疾之要穴，可调中焦胃气，有和胃健脾、清肠导滞、培土强身、敛肠止泻之功；神阙拔罐，以培元固本，温中调肠。配公孙达到止痛平吐泻的目的。诸穴合力，故收效迅速。急性期应禁食，可少量频饮淡盐水。严重脱水则及时补液，休克时应采取中西医结合疗法进行抢救。

二、暑湿型

【临床表现】

腹泻，水样便，肛门灼热，尿少而黄。

【治则】

清化湿热。

【处方】

中脘、天枢、足三里、阴陵泉、大肠俞。

【操作】

上述诸穴灸刺之，中脘、天枢、阴陵泉、大肠俞用速刺法，足三里用留刺法，留针10分钟。神阙不针，用艾条温灸之。1~3次治疗可愈。

【方义】

本方取胃之募穴中脘穴，有调中和胃、升清降浊之效。取大肠俞配大肠募天枢，可舒络行气，通肠导滞。胃之合穴足三里，调理肠胃，和胃止泻。温灸神阙，可化湿邪而止泻。取脾之合穴阴陵泉，分利小便而实大便。数穴合用，可清利湿邪，调理腑气，除湿去热，共收泄泻自止之效。

第十一节　慢性胃炎

慢性胃炎属中医"胃脘痛"范畴。

【临床表现】

胃痛反复发作，频频嗳气，得热痛减，手按得舒，大便溏。

【治则】

温中健脾止痛。

【处方】

中脘、内关、脾俞、胃俞、足三里。

【操作】

上述诸穴刺之，用速刺法，每日1次，中脘针后拔罐，双穴左右交替进行。10日为1个疗程。

【方义】

本方取穴中脘、胃俞、足三里，可调理中焦，健脾和胃。中脘灸刺后拔罐，可温中祛寒。内关可散胸膈之满闷。脾俞可振脾阳，促运化。诸穴相合，疗效满意。

第十二节　慢性萎缩性胃炎

慢性萎缩性胃炎属中医"胃脘痛"范畴。

【临床表现】

胃疼，脘腹痞闷，呃逆吐食，体渐瘦。

【治则】

养阴益胃。

【处方】

内关、胃俞、脾俞、足三里。

【操作】

上述诸穴灸刺之，用速刺法，每日1次，双侧穴左右交替使用。10次为1个疗程，一般1~2个疗程可告愈。

【方义】

本方所取内关为心包经之络穴，别走手少阳三焦经，又是八脉交会穴之一，针刺可通达三焦气机而止痛。胃俞为胃在背之俞穴，刺之可滋养胃阴，健脾助运。脾俞针刺，可健脾利湿，益气统血。足三里为胃经合穴，针刺之可培脾胃以助运化。诸穴合用，可益气补脾。

第十三节　胃溃疡

胃溃疡属中医"胃脘痛"范畴。

【临床表现】

上腹疼痛，饥时加重，得食则减，喜按恶寒。

【治则】

温中止痛。

【处方】

内关、中脘、胃俞、足三里。

【操作】

上述诸穴灸刺之。内关、胃俞用速刺法，中脘、足三里用留刺法，留针10分钟。双穴每次取单穴，单穴间隔1日针刺1次。10次为1个疗程。一般治疗2个疗程可愈。

【方义】

本方所取内关可开胸脘之郁结。取胃俞及中脘，募俞相配，前后夹攻，以收调和脾胃、理气止痛之效。足三里可调和脾胃，疏通胃气，以升清降浊。

故上穴合用，可获效而愈。

第十四节　胃痉挛

胃痉挛属中医"胃脘痛"范畴。

【临床表现】

胃脘阵发性痉挛，腹痛拒按，腹肌紧张，饮食喜热。

【治则】

温中健脾。

【处方】

中脘、关元、足三里、照海、太冲、三阴交。

【操作】

上述腧穴灸刺之，均用速刺法。

【方义】

本方所取中脘为局部取穴，灸刺之可平挛止痛。取关元可温下元，足三里可健脾胃，三阴交可温运脾阳，加太冲、照海可平肝气之上逆，故能收到温脾助肾、散寒降逆而平挛止痛之效。

第十五节　胃下垂

胃下垂属中医"胃脘痛"范畴。

【临床表现】

脘腹胀痛，食后加重，胃蠕动无力。

【治则】

补中益气，升阳举陷。

【处方1】

中脘、提胃、胃上、气海、足三里、内关。

【操作1】

上述穴位灸刺之。足三里用留刺法，留针10分钟。提胃、胃上二穴，取

20～25mm毫火针，皆向肚脐方向呈45°角顿刺。余穴均用速刺法。间隔1日治疗1次，10次为1个疗程。休息3～5天后再继续治疗。

【方义】

本方取中脘、提胃、胃上、气海，旨在补中益气，升阳举陷，配足三里、内关，以健胃理中，增强脾胃功能。

【处方2】

肝俞、胆俞、脾俞、胃俞。

【操作2】

于饭后3小时左右进行治疗。病人取侧伏卧位，穴位消毒后，取25mm毫火针，斜针直刺，针尖向椎间孔、脊神经出口处的方向刺入，用顿刺法。起针后将患者直腿垫高30°，嘱患者休息30分钟。治疗期间，需食易消化的食物。每次治疗期间及针后、饭后要垫高腿休息30分钟。

【方义2】

本病在脾俞、胃俞上有压痛。背俞穴不仅能反应脏腑病变，而且是治疗脏腑病的特殊穴位。

第十六节　急性胰腺炎

急性胰腺炎属中医"腹痛"范畴。

一、饮食积滞型

【临床表现】

突发性左上腹疼痛，恶心呕吐，吐不消化食物，吐后稍舒。

【治则】

消食导滞止痛。

【处方】

内关、曲池、梁门、梁丘、足三里。

【操作】

上述诸穴灸刺之。曲池、梁丘用留刺法，留针10分钟。余穴用速刺法，每日1次。前3次灸刺取双侧穴，以后每次取单侧。10次为1个疗程，1~2个疗程疾病得愈。

【方义】

本方所取曲池、足三里为大肠、胃之合穴，"合治内腑"，故取之。且曲池、梁门可和胃肠，化积滞，兼以清热。内关配足三里可和胃降逆。梁丘为胃经郄穴，擅治急性胃痛，配合诸穴，可加强和胃止痛作用而取效。

二、气机郁滞型

【临床表现】

左上腹疼痛，按之更甚，伴阵发性呕吐。

【治则】

和胃降逆，行滞止痛。

【处方】

内关、曲池、梁门、梁丘、足三里。

【操作】

上述诸穴灸刺之。曲池、梁丘用留刺法，留针10分钟。余穴用速刺法，每日1次。前3次灸刺取双侧穴，以后每次取单侧。10次为1个疗程，1~2个疗程疾病可愈。

【方义】

取内关、足三里和胃降逆。曲池、梁门和肠胃，化积滞，兼以清热，梁丘为胃经郄穴，擅治急性胃痛。诸穴合用，可行滞降逆，和胃止痛。

第十七节 腹 痛

一、虚寒型

虚寒型腹痛为常见病，好发于青少年与老年人。

【临床表现】

脐周隐痛，冷痛，夜重昼轻，得热则舒，按压痛减。反复发作，多定时发作，可自行缓解。

【治则】

益气温中，散寒止痛。

【处方1】

天枢、承浆、三阴交、关元、足三里。

【操作1】

上述诸穴灸刺之。天枢、三阴交、承浆用速刺法，关元、足三里用留刺法，留针5分钟。每日针灸1次。关元穴留针与拔罐交替进行。10次为1个疗程，一般1个疗程可痊愈。

【方义1】

本方所取天枢为大肠之募穴，可通调腑气而止痛。关元、三阴交、足三里三穴同用，可振三阴之气，复胃肾之阳，使肾壮阳回，以治虚寒。承浆治绕脐之痛，乃医家经验之穴，效果极佳。

【处方2】

大椎、足三里。

【操作2】

上穴灸刺之。大椎穴二针并刺，用速刺法。足三里穴用留刺法，留针10分钟。间隔1日治疗1次，4～5次腹痛可消。

【方义2】

本方所取大椎穴，为督脉之会，能调补一身之阳气。足三里属足阳明胃经之合穴，又是下合穴，与大椎配合而用，有通调脾胃气机之功效，故腹痛之疾可除。

二、脾胃虚弱型

【临床表现】

脘腹胀痛，胃纳减少，食后为重。

【治则】

健脾益气止痛。

【处方】

中脘、提胃、胃上、气海、足三里、内关。

【操作】

上述诸穴灸刺之，均用速刺法。提胃、胃上穴，均向肚脐方向呈45°角斜针直刺，每日治疗1次，10次为1个疗程，休息3~5天后再继续治疗。5~6个疗程后，症状可消失。

【方义】

本方取中脘、提胃、胃上、气海，旨在补中益气，升阳举陷。取足三里、内关，以健胃理中，增强脾胃之功能，增益气之功效。

第十八节　胃肠胀气

胃肠胀气属中医"腹胀"范畴。

【临床表现】

腹部胀满，食后胀甚，难以纳食，男性常伴睾丸胀痛。

【治则】

疏肝理气，健脾消胀。

【处方】

中脘、天枢、气海、足三里、三阴交、支沟、大敦。

【操作】

上述诸穴灸刺之，均用速刺法，间隔1日治疗1次，10次为1个疗程。

【方义】

本方标本兼治。足厥阴经井穴大敦疏肝解郁，调理气机，治标；足太阴经穴三阴交、足阳明经合穴足三里健脾益气，治本。又取中脘、天枢、气海以益气调气，健脾消胀。支沟为三焦经穴，功于调理三焦气机，既可消胀，又可通便。诸穴相配，补泻兼顾，效果卓著。

第十九节 急性肠炎

急性肠炎属中医"泻泄"范畴。

一、湿热型

【临床表现】

腹痛腹泻，水样便，肛门有灼热下坠感。

【治则】

清化湿热。

【处方】

足三里、天枢。

【操作】

上述二穴灸刺之，速刺法。先针足三里双穴，再针天枢双穴，使二穴经气与针感相接，胃肠之气上下得通。针1次，腹泻即止，肠功能恢复正常。

【方义】

本方所用足三里为胃经合穴，可健脾和胃，调理胃肠之气。天枢位于肚脐两旁，属胃经，有通肠行气、泄热止泻之效。此二穴功能和谐，故痛去泻止。

二、寒湿型

【临床表现】

腹胀泄泻，有稀薄水样便，1日数次，腹不痛，无后重感。

【治则】

散寒健脾止泻。

【处方】

中脘、天枢、大肠俞、足三里、神阙、阴陵泉。

【操作】

神阙艾灸，余穴灸刺。用速刺法，间隔1日治疗1次，10次为1个疗程。1个疗程内症状可消失，大便恢复正常。

【方义】

募穴是人体脏腑之气所汇之处，本方所取中脘为胃之募穴，天枢为大肠之募穴。二穴可调整肠胃之气，使运化和传导功能恢复正常。大肠俞为大肠之背俞穴，可调整大肠的传导功能以止泻，配天枢为俞募相配。艾灸神阙，可温运中阳。足三里和阴陵泉分别为足阳明胃经和足太阴脾经的合穴，因"合治内腑"，故二穴配合可使脾胃得运，水精四布，小便通利，湿滞化而泄泻止。

第二十节　慢性腹泻

慢性腹泻属中医"泄泻"范畴。

一、太阴虚寒型

【临床表现】

腹痛下坠，泄下痛缓，少腹拘急发凉，得暖则舒，纳生冷则泄泻加重，口淡不渴。

【治则】

温补真阳，健脾止泻。

【处方】

神阙、关元、天枢。

【操作】

灸刺神阙、关元、天枢，均用留刺法，留针10分钟。间隔1日治疗1次，10次为1个疗程。1个疗程内可愈。

【方义】

本方取神阙，灸之温运中阳；取大肠募穴天枢，既能去肠腑寒邪，又能扶助正气；取关元灸刺留针，以补真阳。诸穴合效，健脾止泻，故疾除。

二、脾胃虚弱型

【临床表现】

腹泻，便前腹痛，1日数次。粥样便，无脓血，夜间尤剧。

【治则】

健脾益气。

【处方】

中脘、脾俞、天枢、足三里。

【操作】

上述诸穴灸刺之，速刺法。脾俞、天枢、足三里取双穴，间隔1日治疗1次，10次为1个疗程。

【方义】

本方所取中脘为胃之募穴，天枢为大肠之募穴。募穴是人体脏腑之气所汇之处，故取二穴调整肠胃之气，使运化和传导功能恢复正常。足三里为足阳明经合穴，脾俞为脾之背俞穴，二者为强壮健脾之要穴。诸穴合用，共奏温健脾胃、和肠止泻之功效。

三、肾阳不振，命门火衰型

【临床表现】

清晨腹泻，便前腹痛，便稀无形，恶寒腹冷。

【治则】

温肾健脾止泻。

【处方】

中脘、关元、天枢、上巨虚、阴陵泉、命门、肾俞、大肠俞。

【操作】

上述诸穴灸刺之，均用速刺法。双穴取单侧，关元、命门穴刺后拔罐，交替进行。间隔1日治疗1次，10次为1个疗程。疗程间休息3日。

【方义】

本方取关元、命门以益命门之火，壮肾中之阳；取肾俞、大肠俞以滋阴补肾；取大肠下合穴上巨虚和大肠募穴天枢以调理肠道，固肠止泻；取中脘以健运中焦，调和脾胃。合脾经之阴陵泉，共奏温肾健脾，升阳止泻之功。

第二十一节　慢性结肠炎

慢性结肠炎属中医"泄泻"范畴。

【临床表现】

腹痛便溏，时重时轻，食后腹胀，进油腻则便次增，舌淡苔白。

【治则】

健脾益气止泻。

【处方】

脾俞、胃俞、太白、足三里。

【操作】

上述诸穴灸刺之。速刺法，间隔1日治疗1次，均取双穴。10次为1个疗程。疗程间休息3日。

【方义】

灸刺脾俞、胃俞可温阳健脾，运化水湿，升阳补气，分清泌浊。太白为足太阴经之原穴，可健脾利湿，敛肠止泻。灸刺足三里可调中焦胃气，和胃敛肠，止泻。且足三里又为强壮之穴，故可补养气血，扶正祛邪。诸穴合用，可获良效。

第二十二节　溃疡性结肠炎

溃疡性结肠炎属中医"痢疾"范畴。

【临床表现】

症见大便频数，里急后重。每日大便数次，便果酱色，有脓血，有腐败气味，肛门灼热。

【治则】

清热化湿，辅以理血。

【处方】

天枢、大肠俞、上巨虚、曲池、血海、足三里。

【操作】

上述诸穴灸刺之，均用速刺法，双穴取单侧，连续治疗3次后，间隔1日治疗1次。10次为1个疗程。

【方义】

本方所取天枢、大肠俞系俞募相配。上巨虚为大肠之下合穴，曲池为大肠经之合穴。诸穴合用，可调理大肠气机，清热化湿。且阳明为多气多血之经，上穴还有理血之效。血海可活血行滞；足三里可和中止痛，调理胃肠。如是，诸症可除。

第二十三节　直肠脱垂

直肠脱垂属中医"脱肛"范畴。

【临床表现】

脱肛，每因咳嗽、大便导致肛门直肠下垂，甚则走路亦能引起下垂。直肠脱出后，有时需用手托回。

【治则】

益气升提。

【处方】

长强、大肠俞、百会、关元、气海、足三里。

【操作】

上述诸穴灸刺之。长强穴取跪伏位或蹲卧位，25mm毫火针顿刺。百会穴取20mm毫火针，向上星方向斜针直刺。余穴速刺，间隔1日治疗1次，10次为1个疗程，疗程间休息5日，2~3个疗程可愈。

【方义】

长强是督脉之别络，为督脉之气所发，足少阴、少阳之所结，有固脱的作用，能加强肛门括约肌的约束功能。百会为手、足三阳与督脉之会，气属阳，统于督脉，有升阳补气的功能，可升下陷之气。肛门为大肠连属部分，故取大肠俞以补益大肠腑气，调大肠功能。关元是强壮要穴，气海为元气之海。灸刺关元、气海，以培补元阳之气，增强升举收摄之力。施针足三里，健脾补中。诸穴相伍，则可振阳升纳，益气固脱，故治疗脱肛，功当相得益彰。

第二十四节　便　秘

便秘是指大便秘结不通，排便时间延长，或欲大便而艰涩不畅的一种病证。本证多见于各种急、慢性病中。便秘虽属大肠传导功能失常，但与脾、胃及肾的关系密切。按照病因病机及临床所见，本病可分为热秘、气秘、虚秘。

一、热秘

【临床表现】

大便秘结，口干渴，心烦躁，脘腹胀满，数日一次，便则努挣，艰涩难下，小便黄少。

【治则】

清热润肠。

【处方】

天枢、大肠俞、上巨虚、支沟、曲池。

【操作】

上述诸穴灸刺之，均用速刺法。每日1次，只取单穴，10次为1个疗程。嘱患者养成排便习惯。

【方义】

本方所取上巨虚为大肠经的下合穴，且为胃经所辖，与大肠募穴天枢、背俞穴大肠俞相配，可加强疏通大肠腑气之作用，腑气通则大肠传导复常。支沟为手少阳三焦经的经穴，有清泻三焦火炽及通便的作用，可宣通三焦气机，为治疗便秘的要穴。曲池可泄阳明之热。上穴合用，可达清泄胃肠实热，润肠通便之功。

二、气秘

【临床表现】

大便秘结，欲便不下，粪质坚实，状如羊矢，大便3～4日一行，便前伴阵发性肠绞痛，便后缓解。

【治则】

顺气导滞。

【处方】

支沟、天枢、大肠俞、照海。

【操作】

上述穴位灸刺之，均用速刺法。穴取双侧，间隔1日治疗1次，10次为1个疗程，一般疗程内可恢复正常。

【方义】

便秘乃大肠传导功能失常所致，本方运用"合治内腑"及"俞募配穴"的理论，治疗顽固性便秘，所取络穴支沟，其脉布达三焦，刺之则宣通气机，致传导复常；取大肠之俞募直接通调腑气。肾主水藏精，精血同源，故远取照海滋阴润燥。诸穴同施，使三焦得通，津液得下，胃气得和，则可共奏增水行舟之效。

三、虚秘

【临床表现】

大便秘结，4～5日一行，行则伴痔出血。

【治则】

养血润燥。

【处方】

咳肛、神门。

【操作】

咳肛穴位于尺泽下2～3 cm按之酸胀疼痛明显处。咳肛穴与神门穴均灸刺之，用速刺法。每日1次，左右穴交替进行。10次为1个疗程，治疗3～5次大便可软而不出血，疗程内可愈。

【方义】

咳肛为奇穴，在尺泽、孔最附近，有滋养阴液补肾、宣通肺气作用。神门是心经的原穴，可泻心火实证，又能调节虚实，对便秘有效。两穴配伍，可治愈便秘。

第二十五节　便　血

凡血从肛门排出，无论在大便前还是大便后下血，或单纯下血，或与粪便混杂而下，均称为便血。便血为胃肠之脉络受损所致。

一、脾胃虚寒型

【临床表现】

便血，色漆黑，腹痛，不能进食。

【治则】

健脾温中，养血止血。

【处方】

承山、太白、大肠俞、小肠俞、关元。

【操作】

上穴均灸刺之，用速刺法。间隔1日治疗1次，双穴取左右两侧穴，10次为1个疗程。

【方义】

承山可和肠止血，太白为脾经之要穴，施术可补脾摄血。大肠俞和小肠俞分别为大、小肠之背俞穴，灸刺之可清肠泄热。关元能培肾益气。诸穴合用，可奏补脾益气，养血安神的功效。

二、肝气郁结型

【临床表现】

大便下血，两胁胀痛，腹胀纳差。

【治则】

疏肝解郁止血。

【处方】

期门、阳陵泉、脾俞、足三里、膈俞。

【操作】

上述诸穴灸刺之，皆用速刺法。每日1次，双穴取单，10次为1个疗程。1～2个疗程诸症可消失。

【方义】

本方所取期门、阳陵泉，可疏肝理气以解郁。膈俞为血会，能益血和营。脾俞、足三里可健脾胃而使气血生化有源。诸穴相伍，可疏肝解郁而止血。

第二十六节　胃溃疡并发呕血

胃溃疡并发呕血属中医"吐血"范畴。

【临床表现】

胃溃疡，胃脘冷痛，呕血，量少，色不鲜。

【治则】

温中健脾止血。

【处方】

脾俞、足三里、内关、太冲。

【操作】

上述诸穴灸刺之。脾俞、内关速刺法。足三里、太冲留针10分钟。每日1次，1～3次吐血可止，再治3～5次，以巩固之。

【方义】

气虚得补，则统摄有权；寒凉得除，则脾胃得养；阴阳和调，则上逆之势得平。故本方取脾俞、足三里，以补益脾气，温中祛寒；取内关、太冲，以调降逆气，使其下趋。上穴共济，疾病可愈。

第十章 内分泌系统疾病

第一节 甲状腺功能亢进症

甲状腺功能亢进症属中医"瘿病"范畴，是由于情志内伤，饮食及水土失宜，以致气滞、痰凝、血瘀壅结颈前所引起的，以颈前喉结两旁结块肿大为主要临床特征的一类疾病。

一、气血瘀阻型

【临床表现】

怕热，颈部肿胀，眼球突出。伴有急躁，心跳气急，头晕出汗，视物模糊，基础代谢增加。

【治则】

疏通经络，宣导气血。

【处方】

浮白、瞳子髎、合谷、间使、天柱、阿是穴。

【操作】

上述穴位灸刺之，速刺法。浮白、瞳子髎为头面部穴位，斜刺，余穴直刺，穴位取患侧。阿是穴取肿胀硬结中心，用15mm毫火针顿刺。间隔1日治疗1次，10次为1个疗程。疗程间隔3日，一般5个疗程左右两侧突眼可平复，视物清楚，基础代谢正常。治疗中硬结变软变小后，阿是穴可停针。余穴治疗依旧。直到诸症消除。

【方义】

本方所取浮白为古代治瘿经验效穴；瞳子髎位在眼区，亦用来治疗突眼；天柱为经验穴，属足太阳经。合谷属手阳明经，阳明之脉循行过颈，当甲状腺位置，取之疏通阳明之气血。间使属手厥阴经，能清心火以宁心。配合应用阿是穴，可获宣导气血，疏通经络之效。

二、气阴两虚型

【临床表现】

眼球突出、震颤，心悸惊惕，倦怠乏力，喜冷恶热，手足心热，头晕多汗。

【治则】

益气养阴，清热化瘀消结。

【处方】

阿是穴、内关、间使、足三里、三阴交。

【操作】

上述诸穴灸刺之，用速刺法。视肿物大小，选择合适长短的毫火针，直刺肿物中心的阿是穴2～4针。余穴间隔1日针刺1次，10次为1个疗程。一般2～3个疗程，诸症消失。治疗中硬结变软变小后，阿是穴可停针，余穴依旧，直到诸症消除。

【方义】

本方取内关、间使以清心火，息内热；足三里补中气，益脾土；三阴交滋肾养阴，济水涵木；配以阿是穴化瘀散结消瘿。诸穴相伍，共奏清热化瘀消结之功。

三、气滞血瘀型

【临床表现】

颈肿，心悸手颤，眼球突出。

【治则】

疏通气血，消瘀散结。

【处方】

阿是穴、合谷、内关、足三里。

【操作】

上述诸穴灸刺之，用速刺法。视肿物大小，选择合适长短的毫火针，直刺肿物中心的阿是穴2～4针。余穴间隔1日针刺1次，10次为1个疗程，休息7天后，继续针治。治疗2～3个疗程，可基本痊愈。治疗中硬结变软变小后，阿是穴可停针。余穴依旧，直到诸症消除。

【方义】

本方取阿是穴，使经络疏通，气血运行，瘀结消散。取足三里、合谷可疏通阳明经气，以消散气血之凝聚。内关是心包经之络穴，可理三焦，调心气，缓解心动过速。诸穴同用，具有消散颈肿，调节心率，改善症状的作用。

第二节　甲状腺腺瘤

甲状腺腺瘤属中医"瘿病"范畴，即肉瘿。

一、血瘀型

【临床表现】

颈部一侧肿块，疼痛，随吞咽动作上下活动，表面光滑，质地韧硬。

【治则】

活血通络，化瘀消痰。

【处方】

1组：阿是穴、大椎、合谷、风池。

2组：阿是穴、风池、足三里。

3组：阿是穴、水突、阳陵泉。

【操作】

上述诸穴灸刺之。阿是穴为肿块上、下、左、右4个进针点，行顿刺法，出针前向肿块中心点提插数下。其他各穴速刺之，双穴均取左右两侧穴位。隔日治疗1次，每次选1组穴位，3组穴位轮流使用。3次后除去阿是穴，只刺经穴。10次为1个疗程。轻症针刺4～5次即可痊愈。

【方义】

本方以阿是穴，即肿块周围取穴为主，疏通局部经络气血，使血行痰消。再取大椎、手阳明原穴合谷，远道行气活血，远近结合，使结破肿消。以足三里、阳陵泉理气健脾，疏肝解郁，配风池、水突，诸症可消。

二、痰结型

【临床表现】

咽喉部有一椭圆形肿块，逐渐增大如拇指大小，胸痛，项、背、肩亦感牵痛，转动尤甚，性急易怒。

【治则】

通调经脉，化痰散结。

【处方】

合谷、丰隆、阿是穴。

【操作】

上述穴位灸刺之，用速刺法。阿是穴为肿块，散刺2~4针。余穴取左右两侧穴位。间隔1日治疗1次，10次为1个疗程，2~3个疗程可痊愈。

【方义】

本方取手阳明经之原穴合谷，可行气活血；足阳明之络穴丰隆，可化痰湿而散结。灸刺阿是穴，能通调其所属经脉之气，使气血运行通畅，共奏化瘀散结之效。

第三节　糖尿病

糖尿病属中医"消渴"范畴。

一、阴虚火旺型

【临床表现】

口渴喜饮，小便频，易饥饿，面浮足肿，体倦乏力，视力模糊，四肢有麻刺感，心悸眩晕，血糖偏高。

【治则】

健脾益肾，滋阴降火。

【处方】

脾俞、肾俞、太溪、阴陵泉、三阴交、曲泉、足三里、太渊、灵道。

【操作】

上穴灸刺之，用速刺法。间隔1日治疗1次，10次为1个疗程。疗程间休息5日再治。

【方义】

本方所取脾、肾二脏的背俞穴和太溪、三阴交、阴陵泉等，配用心经的灵道以泻心火，肝经的曲泉以泻肝火，兼用太渊以泄肺火而保阴津，加足三里泄胃火而救胃阴，达到了治疗的目的。

二、胃热炽盛型

【临床表现】

易饥，四肢无力，面色苍白，全身有热感。

【治则】

清胃泻火。

【处方】

上脘、中脘、下脘、上星、百会、公孙、内关、足三里、三阴交。

【操作】

上述穴位灸刺之，双侧穴位取左右两侧。上星、百会均取15mm毫火针斜针顿刺，足三里、三阴交留刺法留针10分钟。余穴用速刺法。间隔1日治疗1次，10次为1个疗程。5~10次基本可愈。

【方义】

本方所取足三里配三阴交，可降逆解热，破其热结；取上脘、中脘、下脘、公孙，以调整胃肠功能，促进消化；三阴交、内关可治胸满胃脘不快，风壅气滞，大便艰难；灸刺上星、百会以散上焦热邪，热去病自除。

第十一章　血液系统疾病

第一节　贫　血

贫血属中医"虚劳"范畴。

【临床表现】

面色苍白，虚乏无力。

【治则】

健脾，益肝肾，滋阴益气养血。

【处方】

脾俞、足三里、气海、肝俞、膈俞、三阴交。

【操作】

上述诸穴灸刺之，用速刺法。双侧穴每次取单侧，左右交替灸刺。间隔1日治疗1次，10次为1个疗程。疗程间休息5日，一般患者经30次治疗后症状基本消失。

【方义】

本方所取脾俞、足三里健脾胃而使气血生化有源。气海补气，肝俞、膈俞、三阴交可益阴血。诸穴合用，补益阴血兼以益气，则阳生阴长；益气兼以补血，则阳有所生。如此，气血充足，阴阳和调，故诸疾可得痊愈。

第二节　白细胞减少症

白细胞减少症属中医"虚劳"范畴，

【临床表现】

头晕心慌，面色苍白，手颤纳差。

【治则】

健脾益气养血。

【处方】

足三里、三阴交、绝骨、血海。

【操作】

以上腧穴灸刺之，均用速刺法。穴取左右双侧，间隔1日治疗1次，10次为1个疗程。治疗约1个疗程，则可使患者食欲增加，面色红润，体力增强。

【方义】

本方所取足三里是胃经要穴，三阴交、血海是脾经要穴，3穴合用，具有健脾补气、滋阴潜阳、调整胃肠、扶助正气而生血的作用。绝骨为髓之会穴，针刺可兴奋骨髓造血功能。运用上述腧穴治疗，不但能使症状迅速缓解，而且能增加白细胞数量。因此，本方亦可用于治疗血小板减少症及再生障碍性贫血。

第十二章　神经精神疾病

第一节　头　痛

头痛是临床上常见的自觉症状，可单独出现，亦可出现于多种慢性疾病之中。头痛之病因很多，但不外乎外感和内伤两大类。

一、风寒型

【临床表现】

前额酸痛拘紧，恶寒喜暖，冬季明显。

【治则】

祛散寒邪，疏通经气。

【处方】

头维、厉兑、阿是穴。

【操作】

头维、厉兑穴用速刺法，前额痛处点刺3～5针，每日1次，3～5次可愈。

【方义】

本方取头维刺之可祛散寒邪，取厉兑刺之可疏通经气。与阿是穴合用，温散风寒，温通经脉。寒邪得除，经气得通，则头痛自愈。

二、寒湿袭络型

【临床表现】

阵发性巅顶剧痛，百会处剧痛难忍，范围如5分硬币大小。多在夜间发病，伴头晕，烦躁不安，数日发作1次。

【治则】

温经散寒化湿。

【处方】

大椎穴及其上下0.5cm处。

【操作】

大椎穴及所取上下点消毒后，用毫火针或三棱针点刺，挤出5滴血液，不按压针孔，再拔火罐。间隔1日治疗1次，10次为1个疗程。症轻者半个疗程可治愈。

【方义】

因患处属督脉所过，故本方取督脉之大椎以疏通本经经气。选大椎上下各0.5cm处点刺出血，意在增强其作用，畅通经络。拔罐有温通经络，散寒化湿的功效。诸法合用，疗效显著。

三、血虚血瘀型

【临床表现】

剧烈头痛，似劈如裂。

【治则】

疏通气机。

【处方】

太阳、上星、合谷。

【操作】

上穴速刺法刺之。太阳、上星穴取仰卧位，用毫火针斜针直刺，每日1次。治疗3~5次可痊愈。

【方义】

血虚则生内风，亦属肝风内动。又血虚则无以滋养脑髓，加之瘀血使气机阻滞，故头痛剧烈。取奇穴太阳、督脉穴上星，为局部取穴。取手阳明大肠经合谷，为上病下取。上下呼应，效专力宏。

四、肾阴不足型

【临床表现】

头脑胀痛，巅顶最甚，面红目赤，腰膝酸软，两耳鸣响，易怒。

【治则】

滋水涵木，益肾平肝。

【处方】

行间、太冲、太溪、照海、风池、内关。

【操作】

上述诸穴皆用速刺法灸刺之。每日1次，每次取单穴，10次为1个疗程。

【方义】

本病为水不滋木，阴亏于下，阳浮于上所致。故取足厥阴之荥穴行间，以清肝泄热；取厥阴肝经太冲，以扶土抑木；取足少阴之原穴太溪，以益肾阴而潜上浮之阳；取八脉交会穴之照海，配足少阳胆经风池，以增加潜阳之功能；取手厥阴心包经之内关，以宁心安神而除烦。诸穴合用，效如桴鼓。

五、胃火上炎型

【临床表现】

前额为阳明经分布处，故症见前额部胀痛，伴以失眠、耳鸣、纳差等。

【治则】

清热通便降浊。

【处方1】

天枢、大肠俞、支沟、迎香、头维。

【操作1】

上述诸穴皆行速刺法灸刺之。双穴取单侧穴，每日针1次。10次为1个疗程，即可愈。

【方义1】

本方取天枢，穴属足阳明胃经，是大肠的募穴，配大肠俞，能清泄肠胃之热。取手少阳三焦经支沟，用以通便降浊。迎香是胃经所起，又是大肠经所终之处，刺之可调理肠胃功能。取头维为局部取穴，可止阳明头痛，故头痛痊愈。

【处方2】

中脘、公孙、内关、丰隆、足三里。

【操作2】

足三里穴用留刺法，留针5分钟。余穴用速刺法，每日1次，双穴每次取单侧穴位。

【方义2】

本方所取中脘为胃之募穴，可疏通胃气，温化痰饮，升清降浊，导滞止痛。内关为心包之络穴，为阴维交会穴，有宣通上、中、下焦气机之作用。公孙为脾经络穴，是冲任交会之穴，脾胃相表里，取之能调中焦而平冲逆之气。二穴合用，具有和胃降逆作用。足三里健脾和胃，丰隆蠲痰除饮，二穴配合应用，痰饮即除，胃气和降而头痛自止。

六、心肾不交型

【临床表现】

症见额颞部胀痛，眩晕耳鸣，视物昏花，大便干结，易怒眠差，夜尿频且量多。久成继发性高血压。

【治则】

交通心肾，佐以祛风。

【处方】

主穴：太阳、印堂。

配穴：前额胀痛加百会；剧痛者加四神聪；痛兼颈项强者加风池；眩晕欲仆，眼花，耳鸣者加头维。

【操作】

点刺放血法。患者取坐位。穴位常规消毒，用三棱针或毫火针点刺各穴约0.2cm深。体质壮实、头痛严重者，放血宜多，每穴10余滴；反之宜少，每穴5~6滴。百会、四神聪、风池、头维皆用速刺法灸刺之。间隔1日治疗1次，10次为1个疗程。治疗1个疗程后，头痛、闷胀、眩晕等症可缓解，1~3个疗程得愈。

【方义】

病入经脉，滞而化风，宜放血通络，散瘀息风，故点刺放血得治。本方所取太阳、印堂为经外奇穴，有祛头风作用，为治疗眩晕头痛之效穴。随症所取穴位为局部治标。而放血疗法又可迫血压下降。故法穴合一，标本兼治，效专力宏。

第二节　偏头痛

一、风寒阻络型

【临床表现】

半侧头部疼痛，痛处不移，遇寒加重。

【治则】

除风祛寒通络。

【处方】

玉枕、天柱、昆仑、京骨。

【操作】

诸穴皆用速刺法灸刺之。玉枕、天柱用斜针直刺法。每日1次。连针数次可解头痛。

【方义】

玉枕、天柱为膀胱经的腧穴，后头部为膀胱经分布处，故用以疏泄风寒之实邪。昆仑、京骨为患处远道之穴，与局部穴位相配，远近相应，可以疏通经络之气。故头痛之疾可除。

二、风邪侵袭阳型

【临床表现】

症见偏头痛，反复发作，女子常伴经期发作，颞部剧烈跳痛，向眼眶、前额部放散，按压痛处则痛缓。

【治则】

疏风和血，通络止痛。

【处方】

太阳、头维、上星、百会、痉挛血管。

【操作】

诸穴皆用斜针直刺法速刺。痉挛血管用毫火针点刺放血，至出血色鲜红则止。间隔1日治疗1次，3~5次得愈。

【方义】

中医认为本症是风邪袭于少阳，使少阳经气血不和所致。故灸刺以上诸穴有疏散风邪，和血通络的作用。

毫火针点刺放血，可即时降低血管压力，同时抑制炎症反应，从而达到解痉之功效，头痛可自行缓解。

三、肝阳上亢型

【临床表现】

头痛起于额部，依次波及侧头、后头，甚或全头痛。为血管性偏头痛，呈跳痛性质，反复发作，伴有恶心呕吐，心烦，便秘等症。女性月经来潮时头痛加剧。

【治则】

健脾益肾，平肝息风。

【处方】

第5、7、9、11、14华佗夹脊穴，风池，三阴交。

【操作】

针刺风池穴，患者取坐位，低头，取25mm毫火针，将针尖向着对侧眼角方向刺入；三阴交穴取仰卧位刺之；针华佗夹脊穴，病人取俯卧位，寻出第5、7、9、11胸椎棘突和第2腰椎棘突，于棘突下旁开0.5寸处取穴。取25mm毫火针，与皮肤呈75°角，斜针直刺法刺入。每日1次，双穴取一侧穴，左右交叉针刺。即风池取左，三阴交取右，第5、9、14华佗夹脊穴取左，第7、11华佗夹脊穴取右，交替进行。10次为1个疗程，疗程间休息5日，2~3个疗程诸症可治愈。

【方义】

华佗夹脊为奇穴，功效与背俞穴相似，临床常交替应用。所取华佗夹脊穴有补心泻肝、健脾益肾、调补精血的作用。风池穴可平肝息风，三阴交有养血平肝之作用。上穴相配，共奏养血平肝之功。

四、肝郁气滞型

【临床表现】

偏头痛阵发性发作，严重时头痛欲裂，颞部血管剧烈跳痛，耳周赤热，筋脉怒张，为血管神经性头痛。

【治则】

疏肝解郁。

【处方1】

太冲、光明、阿是穴。

【操作1】

太冲、光明取双穴，用速刺法刺之。阿是穴即痉挛血管，用毫火针点刺放血，出血色鲜红则止。依上法施治，疼痛立止。为了巩固疗效，可间隔1日治疗1次，再治2~3次。无痛则只灸刺太冲、光明。

【方义1】

足少阳胆经与肝经相表里，里肝郁化火，逆传于胆腑。故取肝之原穴太冲以疏肝解郁，取胆之络穴光明以调经通络。局部点刺出血，以"泻其血"。诸穴上下呼应，主客以取，表里同治，则肝得疏泄，火得熄灭，瘀滞得通，诸症得除。

【处方2】

百会、风池、太阳。

【操作2】

风池、太阳取左右两侧穴位，皆用速刺法灸刺之。针刺风池穴，患者取坐位，低头，将针尖向着对侧眼角方向刺入；百会、太阳用斜针直刺法。间隔1日治疗1次。10日为1个疗程，一般半个疗程可愈。

【方义2】

本方所取风池是胆经在头部的要穴，肝、胆相表里，相互络属，故以其除风定痉。百会为诸阳之会，可调和诸阳经之气，有缓急止痛之效。厥阴肝经的支脉络于巅顶，故百会亦有平肝降逆之功效。配奇穴太阳，止头痛而除眩晕，疗效妙极。

五、肝肾阴虚型

【临床表现】

偏头痛阵发性发作，左右不定，时双侧痛。持续时间长短不一。痛似劈裂，伴同侧眼部肌肉抽搐，心烦易怒，坐卧不宁。

【治则】

滋阴潜阳。

【处方】

1组：通里、太溪、太冲。

2组：风池、内关、足临泣。

3组：心俞、肝俞、肾俞。

【操作】

上述穴位灸刺之，皆用速刺法。双穴取左右两穴。每日针刺1组，3组轮流，10次为1个疗程。疗程间隔3日。风池穴注意进针深度与角度（用20～25mm毫火针刺向对侧眼球）。依法治疗6～7次症状可缓解，治疗3～4个疗程则诸症可除。

【方义】

本方取太冲、肝俞、风池、足临泣可滋肾阴，抑肝阳，为治病之标。取通里、内关、心俞可补益心血，为治病之本。配取太溪、肾俞可益肾水，以调经涵木。诸穴标本兼治，平衡阴阳，故病可痊愈。

六、瘀血阻络型

【临床表现】

偏头痛，患侧闪电样刺痛，每隔30秒发作一次，阴雨天加重，按压可缓。

【治则】

活血化瘀，通经止痛。

【处方】

膈俞、委中、阳陵泉。

【操作】

上穴灸刺之。阳陵泉留刺法，留针10分钟。余穴用速刺法。每穴取双侧，间隔1日治疗1次。一般治疗3~5次痛即止。

【方义】

本方所取膈俞为血之会，委中为血之郄。二穴合用，相互推动，有较强的活血化瘀功能。病痛在侧头，位于少阳。阳陵泉为少阳之合，筋之会，故最宜疏通少阳经气。上述三穴合用，以下攻上，祛瘀通络，则头痛可止。

七、血虚风热上扰型

【临床表现】

偏头剧痛，颞动脉突显，剧烈搏动，恶心呕吐。为血管神经性头痛。

【治则】

养血祛风，泄热止痛。

【处方】

1组：颔厌、悬颅、行间、三阳络、二间。

2组：四神聪、安眠、侠溪、肝俞、膈俞。

【操作】

上述诸穴均灸刺，用速刺法。头痛发作时取1组，头痛休止时取2组。日针1次。头痛发作呈持续状态时，1组穴位改用留刺，留针10分钟。10次为1个疗程。间休3日再治。2~3个疗程头风可得到控制，头痛消失。

【方义】

《医述》云："然头痛者，血必不足。"故本方首泻手足少阳经穴和足少阳、足厥阴荥穴，旨在泄热止痛以治标。再取四神聪、安眠、肝俞、膈俞养血祛风以治本。故血足方行，血行风灭，如此标本兼治，头痛止矣。

八、气虚邪阻型

【临床表现】

偏头痛反复发作，少气，疲惫懒言，劳累嗾差。

【治则】

益气祛风通络。

【处方】

百会、率谷、风池、合谷、足三里、阳陵泉。

【操作】

上穴皆灸刺之，用速刺法。率谷、风池取患侧，合谷、足三里、阳陵泉两侧穴位交替进行。间隔1日治疗1次，10次为1个疗程。1~2个疗程可获痊愈。

【方义】

本方近处取百会，以升举清阳。患处率谷及风池、阳陵泉三穴均属少阳经，取之以祛风通络。合谷可镇痛，足三里能补气益脾胃。诸穴相辅，乃夹标从本，治而获愈。

九、热邪上扰神明型

【临床表现】

偏头痛，劳累、紧张易发，时少时频。

【治则】

清热泻火，通络止痛。

【处方1】

颔厌、悬颅、悬厘、复溜、曲泉。

【操作1】

上穴均灸刺，速刺法。颔厌、悬颅、悬厘取患侧，斜针直刺。复溜、曲泉穴取双侧，间隔1日治疗1次，症轻一般2~3次即愈。

【方义1】

本方所取颔厌、悬厘、悬颅乃治偏头痛验穴，可调整局部经气。灸刺之可增强疗效。复溜乃肾经之穴，可生水；曲泉乃肝经合穴，能生木。灸刺二穴，有济水抑木之作用。故诸穴合用可达清热泻火之目的，头痛自止。

【处方2】

太阳、风池、合谷、太冲。

【操作2】

上穴均灸刺之。太阳点刺放血，余穴速刺。风池向对侧外眼角方向刺入，合谷、太冲直刺。每日1次。各穴均取双穴。突发性头痛治疗2~3次即可治愈。

【方义2】

太阳局部放血可宣泄火热；取合谷穴可泄阳明实热。取风池、太冲穴可泻肝胆之火。上穴合用，清火泄热，络通则头痛自愈。

第三节　神经衰弱

神经衰弱属中医"不寐"范畴。

一、心脾两虚型

【临床表现】

不易入眠，眠则多梦易醒，多疑易惊，健忘乏力，全身觉麻，筋脉时而抽动，气短头晕，腹胀泄泻，喜热饮，食后仍有腹空感。

【治则】

补益心脾，养血安神。

【处方1】

神门、三阴交。

【操作1】

双取神门、三阴交穴，灸刺之，用速刺法。间隔1日针治1次。10次为1个疗程。一般疗程内可治愈。

【方义1】

《景岳全书·不寐》云："无邪而不寐者，必营气之不足也，营主血，血虚则无以养心，心虚则神不守舍。"《类证治裁·不寐》云："思虑伤脾，脾血亏损，经年不寐。"心伤则阻血，血不盈则神不守；脾伤则化源不足，营血亏虚，血亏不能上奉于心，心神不宁而不寐。故取手少阴心经的原穴神门，用以补心宁神；取足太阴脾经的三阴交穴，用以益脾养血。两穴共奏其效，不寐则止。

【处方2】

心俞、脾俞、胆俞。

【操作2】

取双侧心俞、脾俞、胆俞，灸刺之，速刺法。间隔1日治疗1次。10次为1个疗程。

【方义2】

本方所取心俞为心经经气输注于背部之所，与心脏内外相应，灸刺有补心气，养心血之作用。脾俞可补益脾气。取二穴相配，可增补益心脾之功效。胆俞为胆气在背部输注、转输之处，取之可疏肝利胆和胃。三俞同用，可共奏补益心脾，安神定志之效。

【处方3】

心俞、脾俞、内关、三阴交。

【操作3】

上述诸穴灸刺之，速刺法。穴位左右交叉取单侧，每日1次。两侧交替进行，10次为1个疗程。

【方义3】

心俞，补心养血。脾俞，益养脾气。内关，补益心血。三阴交，益脾养血。诸穴相配，增强补益心脾，养血定志之功，共达美寐之效。

二、肾阴不足型

【临床表现】

失眠，伴心烦心悸，咽干口干，头晕耳鸣，两目干涩，腰酸，健忘，头脑不清等。

【治则】

滋阴降火，交通心肾。

【处方】

神门、复溜。

【操作】

灸刺神门、复溜，速刺法。均取左右双穴，间隔1日治疗1次，10日为1个疗程。间休3日。一般2~3个疗程可治愈。

【方义】

《景岳全书·不寐》云："真阴精血之不足，阴阳不交，而神有不安其室耳。"肾水不能上奉于心，心火内炽，不能下交于肾，心肾不交，阴虚火旺，热扰神明，神志不宁而致不寐之症。实则泻其子，虚则补其母，故泻手少阴心经之原穴、子穴神门，具有清心安神的作用。补足少阴肾经之母穴复溜，滋阴补肾。毫火针灸刺，功在当补则补，当泻则泻，自调补泻。故上述二穴相配，法穴相宜，共奏滋阴降火，交通心肾之功效。

三、气虚型

【临床表现】

失眠头痛，精神疲倦，心情恍惚，健忘烦躁，手足麻木，纳差。

【治则】

益气安神。

【处方】

大椎、陶道、神堂。

【操作】

上穴灸刺之，速刺法。神堂以25mm毫火针斜针直刺，稍向脊柱方向斜刺。间隔1日治疗1次，10次为1个疗程，一般半程可睡眠如常。

【方义】

本方所取大椎、陶道为督脉穴，可通阳经，补阳气。取膀胱经神堂穴可安神定悸。诸穴相配，则失眠得愈。

四、心肾不交型

【临床表现】

失眠，伴心烦心悸，耳鸣目干，头晕健忘。

【治则】

益心滋阴，定志宁神。

【处方】

内关、劳宫。

【操作】

上穴灸刺之，每次各取左右双侧穴位，速刺法。劳宫用15mm毫火针，刺后以干棉球按压之，注意保护针眼。内关不得深刺，以免伤害神经。间隔1

日治疗1次，10次为1个疗程，约1个疗程睡眠即可安。

【方义】

本方所取二穴，均属心包经穴。内关为手厥阴经络穴，八脉交会穴之一，通阴维脉，有宁神镇痛，理气宽胸之功能；劳宫为手厥阴经荥穴，有清心安神，开窍泄热功能。二穴共用，补心滋阴，定志宁神，可收良效。

第四节　脑出血

一、脱证

【临床表现】

突然昏倒，不省人事，口张眼合，二便失禁。

【治则】

开窍醒脑，回阳固脱。

【处方】

1组：人中、百会、涌泉、足三里、合谷、关元、气海、十宣。

2组：曲池、外关、肩髃、环跳、阳陵泉、足三里。

【操作】

首先灸刺1组穴位。十宣用毫火针或三棱针点刺出血，百会、人中、涌泉穴用顿刺法灸刺之。余穴灸刺留针10分钟。

上方上法疗效明显时，调用2组穴位。取患侧曲池、外关、肩髃、环跳、阳陵泉，再取双侧足三里，皆灸刺之，速刺法。隔日1次，5次后换健侧同名穴，再灸刺5次换回患侧，两侧交替使用。10次为1个疗程，2～3个疗程可治愈。

【方义】

本方取十宣点刺出血，以调节阴阳，开窍苏厥。取人中、涌泉、百会，可清窍醒脑。取合谷以醒脑安神。取关元、气海以回阳固脱。取足三里、阳陵泉以调和经脉，疏通气血，舒筋解痉。风病多在阳经，故取阳经腧穴，如肩髃、曲池、环跳、外关，可调和营卫，舒筋活络。诸穴相伍，健瘫侧相配，抢救危症，有较好疗效。

二、闭证

【临床表现】

突然昏倒，不省人事，醒后偏瘫，半身不遂，头昏头痛，口眼㖞斜，语言不清，口流涎沫，喉间痰鸣，四肢阵发抽搐，手如握拳。

【治则】

清热涤痰，开窍醒神。

【处方1】

1组：百会、风府、曲池、合谷、太冲。

2组：足三里、丰隆、哑门、人中。

随症取穴：大敦、足窍阴、十宣、商阳。

【操作1】

上述两组穴位，交替使用，用灸刺，速刺法。双穴者取左右两侧穴位。取20mm毫火针，风府、哑门低头直刺，人中仰首向鼻方向斜针直刺。余穴依穴择取毫火针。

同时取患侧大敦、十宣、足窍阴、商阳，用三棱针或毫火针点刺出血，每穴放血1～2滴，每日1～2次。针刺10次后，点刺出血改为2日1次。上述疗法每日1次，10次为1个疗程。疗程间休息3日。重者治疗3月余可痊愈。

【方义1】

凡中风者，统治风邪是标，调治气血为本。故调气活血应贯治之始终。治风先治血，血行风自灭；治血先治气，气行血无滞。故本方取百会、风府、太冲、合谷，用以潜阳息风。择大敦、十宣、足窍阴、商阳点刺出血，可泻肝清热，平上亢之浮阳。刺哑门、人中，旨在醒脑开窍。丰隆有痰穴之称，涤痰效显。足三里、曲池主多气多血之腑，治血化痰功卓。诸穴共奏，清热涤痰，开窍醒神。

【处方2】

曲池、通里、合谷、环跳、足三里、三阴交、太冲、丰隆、地仓、廉泉。

【操作2】

上述诸穴均灸刺之，速刺法。每次依症取7～8个穴位，先针健侧，后针患侧，每天1次，间隔1日健患侧交替。10次为1个疗程。疗程间休息3日。一般经2~3个月治疗可愈。

【方义2】

本方先扶正气后泻实邪，先针健侧，后针患侧，以此达到扶正活血通络目的。故取手、足阳明经穴曲池、足三里，上下取穴，远近结合，以扶胃气通络。合谷善治口眼部疾病。太冲用以平肝息风。通里能泄手少阴经之火，丰隆、三阴交可滋养肝、脾、肾三阴，健脾利湿，化痰清热。廉泉系舌本而调和经气。环跳能通少阳经气，平肝胆之火而泄热通络。诸穴同济，疗效得以保障。

三、舌强

【临床表现】

舌强语謇。

【治则】

清泻痰火，通络。

【处方】

曲池、合谷、足三里、太冲、聚泉、金津、玉液。

【操作】

曲池、合谷、足三里、太冲用灸刺法，取双穴速刺之。聚泉穴，用消毒纱布夹拉出舌体，以26号毫针，平舌面5°~10°进针，入5~8分，捻转2~3次即出针。然后速刺金津、玉液二穴。出血时用消毒纱布压一下即可。间隔1日治疗1次，连续治疗数次可愈。

【方义】

风病多在阳经。本方所取曲池、合谷、足三里穴，均为手、足阳明经穴。阳明经多气多血，取手、足三阳为主治，具有调和经脉，疏通气血作用。太冲可平肝息风。又心主神明，开窍于舌，心之别络系于舌本，"舌三针"聚泉、金津、玉液对脑血管意外所致的舌强语謇，早期治疗可收良效。

四、失语

【临床表现】

中脏腑，症见劳累突发昏迷，醒后口喎失语，吐舌不正、躁动不安。

【治则】

平肝潜阳。

【处方】

上廉泉、外金津、外玉液。

【操作】

上穴均选取30mm毫火针，速刺。患者取仰卧位，仰头举颏，上廉泉、外金津、外玉液分别向舌根方向灸刺。针刺后，轻者1次即能说话，3次即可恢复正常语言功能，口角㖞斜、舌偏均得到纠正。重者间隔1日治疗1次，10余次奏效。

【方义】

针刺上述穴后，通过血管神经的反射作用，被抑制的脑细胞得以激活，大脑皮层中枢功能恢复。

第五节　脑血栓

脑血栓属中医"中风"范畴，中经络多见。

一、气滞血瘀型

（一）运动障碍

【临床表现】

偏瘫，下肢呈弛缓性瘫痪，不能站立与行走，神志清醒，言謇语涩，舌本强硬伸偏。

【治则】

温通经络，清热涤痰，开窍醒神。

【处方】

上肢瘫：肩髃、曲池、合谷。

下肢瘫：环跳、足三里、阳陵泉、昆仑。

失语或舌强语涩，均配廉泉。

【操作】

上述穴位均用灸刺法，穴取双侧，速刺之。针刺环跳，侧卧取穴，选用 50mm 毫火针，向前下方直刺。针刺足三里穴，选用 40mm 毫火针，向下直刺。针刺廉泉穴，选用 30mm 毫火针，取仰卧位，仰头举颏刺之。间隔 1 日治疗 1 次。针刺治疗同时辅以肢体的被动运动。10 次为 1 个疗程。疗程间休息 3 日。2～3 个疗程，患者肌力增加，吐字清楚，生活自理，诸症基本治愈。

【方义】

本方所取大肠经、胆经、膀胱经之穴，均为多气多血之经穴，刺之以通经活络，疏通经气，活血祛风。灸刺廉泉穴可以利咽，以治言语不清。

（二）感觉障碍

【临床表现】

半侧躯体麻木，上肢抬举困难，口眼㖞斜。

【治则】

活血化瘀。

【处方】

头针运动刺激区。

【操作】

取头针运动刺激区，毫火针灸刺之，斜针直刺，留针法，留针 10 分钟。留针期间，强刺激手法进行捻转，边运针边嘱患者做自主或被动运动，出针用棉球按压针孔半分钟至 1 分钟。每日 1 次。避免同一处重复进针。连续灸刺 10 余次可治愈。

【方义】

头针运动刺激区相当于大脑皮层中央前回在头皮上的投影，头针灸刺可以刺激、影响大脑皮层中央前回，改善主宰上下肢运动的中枢神经细胞缺血状况，有利于脑血管病功能恢复。对治疗新发生的缺血性脑血管意外疾病有较好的疗效。

二、肝阳上亢型

【临床表现】

偏瘫，半侧肢体不遂，语言不利，眩晕目干，烦躁易怒，面色潮红。

【治则】

补气行血，平肝潜阳清热。

【处方】

百会、太阳、印堂、神门、行间、气海。

【操作】

上述诸穴灸刺之，速刺法。百会、太阳、印堂、神门，斜针直刺，余穴直刺。双穴取两侧穴位，间隔1日治疗1次。10次为1个疗程。中间休息3日，继续治疗。3～5个疗程可愈。

【方义】

本方所取百会为诸阳所会，督脉与足太阳经交会之穴。气海为任脉经穴。两穴相伍可补气行血，使髓海得以充养而眩晕自止。神门为心经之原穴，可降压。行间为足厥阴经荥穴，荥主身热，可制热极生风。太阳、印堂二穴有止痛降压作用，又为近部取穴。诸穴合参，效若桴鼓。

三、肝风上扰型

【临床表现】

腿无力，走路往一侧倾斜。

【治则】

平肝息风，通调气血。

【处方】

1组：风池、行间、太溪、曲池、阳陵泉。

2组：颔厌、太冲、手三里、足三里、足临泣。

【操作】

两组穴位交替使用，灸刺之，速刺法。每日针1次，10次为1个疗程，间隔休息3日。连续治疗2～3个疗程，其症状可消失。

【方义】

本方取风池、颔厌，用以平息上逆之风阳。取行间、太冲、足临泣、阳陵泉，用以平息肝风而养肝阳。取太溪，旨在滋肾水而涵肝木。手三里、足三里、曲池属于阳明经穴位，是通调经络气血之要穴，配之可增强平肝息风、通调气血之效力，故疗效满意。

四、肝风内动型

【临床表现】

症见偏瘫，半身瘫痪，四肢肌肉松缓，张力为零，口斜，言謇语涩，舌本强硬伸偏，患侧额纹及鼻唇沟消失，眼裂合而不紧。

【治则】

平肝息风，活血化瘀。

【处方】

主穴：合谷、太冲、阳陵泉、悬钟、足三里、丰隆。

配穴：颊车、丝竹空、肩髃、曲池、环跳、血海、百会、风府、地仓。

【操作】

主配诸穴皆灸刺之，用速刺法。主穴取双穴，配穴取患侧，每日1次，每次主配穴随症选取，数不超8个。处方之穴交替使用，10次为1个疗程。间隔休息3日，第3个疗程后改为间隔1日治疗1次，一般4～5个疗程可愈。

【方义】

本方所取合谷配太冲乃开四关，有泻肝息风、清热降逆醒神作用。阳陵泉穴为筋会，有舒筋壮骨之功，配合谷、足三里，可利胆泻火，舒筋祛风；配悬钟可清热利胆。又与丰隆相配，有醒神祛痰息风之作用。再配曲池、血海，则有行气活血以化瘀，祛痰祛风而养筋之效。百会、风府，可醒神开窍除风。颊车、地仓，可局部祛除面风。丝竹空可局部治眼斜。环跳、肩髃为髋、肩之枢，取之可利关节而舒筋骨。诸穴有功，相配之效力促增，疗效自显。

五、阴虚阳亢，风阳上扰型

【临床表现】

血压久高。突发两腿痿废，不能站立，神清言涩，伴头晕耳鸣，大便秘结。

【治则】

滋养肝肾，平息内风。

【处方】

太溪、公孙、三阴交、太冲、上巨虚、下巨虚。

【操作】

上述诸穴均取双穴灸刺之，速刺法。间隔1日针刺1次，10次为1个疗程。1～2个疗程诸症悉除。

【方义】

本方取太溪、太冲，用以滋肾水而平息肝风。取三阴交、公孙、上巨虚、下巨虚，穴属脾胃之经，用以调补脾胃而资生化之源。肝、脾、肾三经而围剿，则病疾无处遁之。

附：风湿性心脏病并发脑血栓

【临床表现】

心脏久病，迁怒激发，突然仆倒，昏迷抽搐，二便失禁。醒后不能言。口眼㖞斜，流涎，双瞳等大同圆，一侧瘫痪，患侧上肢痉挛性瘫痪，肘关节伸展不利，腕关节背屈，拇指外展受限，下肢活动不遂。

【治则】

宁心安神，通经活络。

【处方】

内关、神门、大椎、风池、廉泉、合谷、颊车、地仓、上面瘫、下面瘫、曲池、环中上、足三里。

【操作】

上穴随症而取，每次取不超过7个，均灸刺之，速刺法。每日1次，间隔取穴。10日为1个疗程，间隔休息3日再治，5～6个疗程可告痊愈。

【方义】

本方所取内关、神门可宁心安神。取大椎、曲池、合谷可通经活络。取廉泉、地仓、颊车、上面瘫、下面瘫、环中上，可舒通局部气血。取足三里可鼓动气血运行而上荣清窍。诸方合用则强心理气，活血祛瘀，以获良效。

附：脑卒中后吞咽障碍

【临床表现】

水食不能吞咽。

【治则】

醒脑开窍，疏风通络。

【处方】

风池、合谷。

【操作】

风池、合谷二穴均取双穴灸刺之，取25mm毫火针，留刺法，留针5分钟。留针期间，风池针尖向喉结方向提插1次，针感传向咽喉部。间隔1日治疗1次，10日为1个疗程。轻者半程可愈。

【方义】

本方所取风池为手足少阳经、阳维脉之会，具有疏风解热，聪耳明目，醒脑开窍，通经益智之效。合谷为大肠经之原穴，大肠经与肺经相表里，肺经过咽喉，故有疏风利咽，通经活络之效。《灵枢》云五脏有疾也，应出十二原，故灸刺原穴合谷对脏腑之疾亦有良效。

第六节　帕金森病

【临床表现】

动作减慢，震颤，肢体僵硬。初为手足微抖，久致全身发抖，手不能持物，心悸失眠，头晕目眩。

【治则】

疏风通络，养血和营。

【处方】

1组：曲池、合谷、足三里。

2组：风池、大椎、内关。

【操作】

上述两组穴位交替使用，均用灸刺，速刺法，每日1次，选一组穴。10日为1个疗程。疗程间休息3日。经2~3个疗程可基本治愈。

【方义】

本方所取曲池、足三里多气多血，可健脾益气升阳。取合谷，可疏风通络止抖。大椎可温一身之阳气，配以风池可疏风通络。佐内关可养血活营。诸穴合用，可获健脾胃、复阳气、和营卫之功效，震颤则止。

第七节　帕金森综合征

一、意识障碍后出现帕金森综合征

【临床表现】

意识障碍后全身震颤，动作缓慢，言语困难，头晕心悸，尿黄。

【治则】

息风镇静柔筋。

【处方】

大椎、肝俞、阳陵泉、足三里、合谷、太冲、巨阙、三阴交、四神聪、太阳、印堂。

【操作】

上述诸穴灸刺之，速刺法。四神聪、太阳、印堂，斜针直刺，余穴直刺之。上穴每次取7~8个穴位，单双穴交替使用。每日1次，10次为1个疗程，2~3个疗程可愈。

【方义】

本方所取大椎为诸阳之会，有强壮通经和络之功。肝俞、阳陵泉有和肝息风柔筋脉之效。足三里可健脾和胃，激发脾阳而增强运化。合谷、太冲有镇静息风作用。巨阙为心之募穴，合用可宁心安神。三阴交特有强化三阴经之卓效。四神聪、太阳为奇穴，可宁息神志。上穴相伍，效专力宏，震颤得解。

二、药物性帕金森综合征

【临床表现】

全身震颤，肌肉紧张，动作迟缓。

【治则】

平肝息风，疏风通络。

【处方】

百会、颊车、合谷、足三里、印堂。

【操作】

上述诸穴灸刺之，速刺法。百会、印堂二穴，斜针直刺法。间隔1日治疗1次，10次为1个疗程。

【方义】

本方所取百会，可平肝息风。取合谷、颊车，可疏风通络。印堂可宁息神志，足三里可调理脾胃气血。上穴合用，则肝风平息，经络疏通，震颤自止。

三、其他原因所致帕金森综合征

【临床表现】

神志清楚，初时一侧肢体震颤，逐渐加重，腰伸不直，行走困难，肌张力增高，腱反射亢进，生活不能自理。

【治则】

补益肝肾，填精益髓，平肝息风。

【处方】

患侧之对侧舞蹈震颤控制区。

【操作】

以15mm毫火针，取患侧之对侧头针舞蹈震颤控制区，灸刺之。用顿刺法，每日1次。

【方义】

舞蹈震颤控制区贯穿督脉、膀胱经和胆经，可补肾填精，平肝潜阳，息风止颤。

第八节　扭转痉挛

扭转痉挛又名扭转性肌张力障碍，属中医"痉证"范畴。

【临床表现】

上肢不间断、无秩序扭动，各关节交替出现伸直、屈曲、扭转等动作，肌张力减低，腱反射减低，无感觉障碍。

【治则】

息风镇静强筋。

【处方】

大椎、曲池、合谷、神门、间使。

【操作】

上述穴用灸刺，速刺法，双穴取左右两侧穴位。间隔1日治疗1次，10次为1个疗程。轻者半疗程可治愈。

【方义】

本方取大椎为诸阳之会，有宣通全身阳气之功。曲池、合谷可润宗筋。神门、间使可疏心经、心包络之经气，有清心醒脑之效。各穴相配，可清心肝，益血气，平衡阴阳，止拘舒挛，诸症可愈。

第九节　小脑萎缩

小脑萎缩属中医"风痱"范畴。

【临床表现】

头晕目眩，语言不利，耳鸣耳聋，四肢痿软无力，肌张力减低，步履蹒跚。

【治则】

行气通络，滋养脑髓。

【处方】

达治、外廉泉、通脉。

【操作】

上述穴位灸刺之，速刺法，双穴取左右两侧穴位，间隔1日治疗1次，10次为1个疗程，疗程间休息3日，一般3～4个疗程可愈。

【方义】

本方所取穴位，针刺之可以通经络，行气血，使脑部经络通畅，气血运行旺盛，脑髓得到足够营养，则小脑萎缩有所改善。

第十节　共济失调

共济失调属中医学"髓海空虚"之范畴。

一、脑髓失养型

【临床表现】

举步艰难，言语不利，眼球呆滞，全身不自主震颤。多为手术后并发症。

【治则】

培元益气养血，补脑填精。

【处方】

大椎、风池、手三里、足三里、阳陵泉、膏肓、中极。

【操作】

上述穴位灸刺之，速刺法。膏肓加用火罐。间隔1日治疗1次，10次为1个疗程。疗程间休息3日。2~3个疗程四肢肌力可恢复正常，诸症基本消失。

【方义】

本方取大椎、风池、膏肓、中极，以培元益气养血，补脑填精；取足三里、手三里以健运阳明气血，资气血生化之源。阳陵泉属足少阳胆经，为筋会，有舒筋壮骨之功能。诸穴共享，则失调得解。

二、肝脾肾、督脉亏损型

【临床表现】

两手颤抖，语言迟钝，头重摇晃，四肢肌肉松弛，站立不稳，行走困难，感觉迟钝。

【治则】

益气补肾，强筋健骨。

【处方】

肾俞、肝俞、绝骨、三阴交、曲池、大椎、足三里、太溪、曲泉、阳陵泉、百会、合谷。

【操作】

以上腧穴灸刺之，速刺法，每日1次，每次随症选取7~8个穴位针刺，10次为1个疗程。4~5个疗程后诸症得愈。

【方义】

本方所取肾俞，用以调理肾气，壮骨健脑。取肝俞配曲泉等穴，可疏通肝经之气，滋补肝阴之亏损。脾主肌肉，脾气盛则四肢肌肉充盛有力，故取肾经、脾经之腧穴，以达脾肾两脏气血充盈，脾肾旺盛。取督脉之百会、大椎两穴，可振奋机体阳气。余穴合用，可促进阴阳平衡，使疾病得以恢复。

第十一节　癫　痫

癫痫属中医"痫证"范畴。

一、先天不足型

【临床表现】

突发昏迷抽搐，口吐涎沫，四肢强直，小便失禁。发作频繁，时间不定。

【治则】

培补脾肾，镇肝息风。

【处方】

太冲、内关、人中、太白、太溪。

【操作】

上述各穴取双侧穴位灸刺之。发作时取太冲、内关、人中，留刺法，间歇行针至缓。意识复常后，间隔1日针刺1次，上述诸穴亦改用速刺法，10次为1个疗程。疗程间休息5日。3~4个疗程可痊愈。

【方义】

本方"急则治其标"。故取肝之原太冲以息风平肝，心包之络穴内关以清心开窍，并配督脉之人中以宁神醒脑。"缓则治其本"，故加之太白以健脾疏肝，太溪以充先天。诸穴合用，既达镇肝息风，清热开窍之目的，又补中州脾胃失养损及肝心。

二、肝风内动型

【临床表现】

癫痫发作，抽搐时口吐白沫，牙关紧咬，角弓反张，一日数次。

【治则】

醒脑开窍，安神定惊。

【处方】

后溪、申脉。

【操作】

上述二穴灸刺之，每穴取双侧穴位，申脉用速刺法。后溪穴需助手将穴面向上固定，用留刺法，留针10分钟。间隔1日治疗1次，10次为1个疗程。2～3个疗程可治愈。

【方义】

《通玄指要赋》云："痫发癫狂兮，凭后溪而疗理。"故后溪为治疗癫痫之有效穴。后溪通于督脉，督脉又通于脑。肝风内动，则上扰清窍，后溪可醒脑开窍，安神定惊。申脉属足太阳膀胱经，为八脉交会穴之一，有安神止痛功能。二穴配伍，相得益彰，疗效甚佳。

三、风痰阻络型

【临床表现】

癫痫突发，抽搐数分钟。过后头痛，眠差健忘。数日发作1次，昼夜不定。

【治则】

祛风化痰，滋阴潜阳。

【处方】

主穴：腰奇、鸠尾、筋缩、间使、太冲、神门、风府。

配穴：胆俞、中脘、丰隆、照海、身柱、照海。

【操作】

上述诸穴灸刺之，速刺法。可用双针并刺法。痰盛者，并刺中脘、丰隆；火盛者，并刺照海、身柱；惊恐者，并刺肾俞、胆俞；日发者，并刺申脉；夜发者，并刺照海。间隔1日治疗1次，10次为1个疗程，疗程间休息5日，治疗3~4个疗程可愈。

【方义】

本方依症多取治疗痫证的经验穴，除腰奇穴外，鸠尾为任脉络穴，调诸阴经气；筋缩为督脉穴，调诸阳经气。两者相配，则调合阴阳。间使为心包经穴，可疏通心包经气。另中脘为胃募穴、脏会穴，丰隆为胃经之穴，二者合用，则和胃化痰，培补正气。再者太冲可疏肝降逆，神门可宁心安神，风府可祛表风止痉，照海可潜阳滋阴，身柱可通阳舒挛，胆俞升清壮胆。诸穴共舞，则潜阳滋阴，扶正祛痰，宁神降逆而止痉，病得痊愈。

第十二节　枕神经痛

枕神经痛，属中医"头颈痛"范畴。

一、气虚血瘀型

【临床表现】
枕后、颈部刺痛，颈椎难动，入夜痛甚，影响饮食睡眠。

【治则】
化瘀祛风止痛。

【处方】
后溪、列缺、照海、风池、太冲。

【操作】
上穴灸刺之，速刺法。双穴取左右穴位，后溪穴需助手将穴面向上固定后刺之。每日1次，数次即愈。

【方义】
《通玄指要赋》云："头颈痛，拟后溪以安然。"后溪为手太阳经所注，为输，八脉交会穴之一，通督脉，可宁神舒筋，治疗颈项强不得回顾。本方取列缺，通经活络，以调经脉气血。取足厥阴肝经穴太冲，以化湿祛郁，散风疏肝。配合风池，可祛风解表，开窍醒脑。足少阴肾经穴照海，通于阴跷，可滋肾清热。诸穴相伍，风证可解，疼痛可抑。

二、肾阴虚型

【临床表现】

枕部疼痛，痛时有沉重感，头脑不清。

【治则】

补肾清窍止痛。

【处方】

后溪、太溪、阿是穴。

【操作】

上穴灸刺之，速刺法。后溪穴需助手将穴面向上固定后刺之。阿是穴取患处最痛点刺之。每日1次，3～5次即可治愈。

【方义】

本方为上下取穴，局部与整体调理。后溪属手太阳小肠经，为八脉交会穴，通于督脉而入于脑，故刺之可清头窍。太溪为肾经原穴，有滋阴清热，益肾补虚功能。上取二穴，为治本。阿是穴是局部取穴，为治标。标本兼治，则痛自止，诸症可除。

第十三节　发作性睡病

发作性睡病属中医"多寐"范畴。

一、心阳闭阻型

【临床表现】

嗜睡，阵发性困睡，日发数次，1次约10分钟。

【治则】

宣发心阳，通经活络。

【处方1】

内关、神门。

【操作1】

上述二穴，取左右双穴，灸刺之，速刺法。间隔1日针刺1次，10次为1个疗程，疗程间休息3日，2~3个疗程可治愈。

【方义1】

《灵枢·邪客》云："心者，五脏六腑之大主，精神之所舍也。"本方所取内关，属手厥阴心包经，神门属手少阴心经，均具有宁心安神、通经活络的作用。针刺内关、神门二穴，可促使心阳宣发，气血通达，阴阳平和，故发作性睡病得以治愈。

【处方2】

心俞、神堂、魄户、三阴交。

【操作2】

上穴均灸刺之。心俞、神堂，取其二穴连线中点灸刺，针尖斜向棘突根进针，留针5分钟。留针期间捻针加重刺激，至针感传导到前胸。取上刺点对侧魄户穴，灸刺同上刺法，交替进行。三阴交取双穴，施速刺法。间隔1日治疗1次，10次为1个疗程。休息3天，再针第2个疗程。2~3个疗程可治愈。

【方义2】

《素问·六节藏象论》云："心者，生之本，神之变也……为阳中之太阳。"故宣发心阳，通达气血，人方可时动时卧，反之只卧不动，身困体倦，嗜卧多寐。本方所取心俞、神堂以治本，配以魄户能佐心阳宣发。三阴交为三阴之会，可健脾益肾疏肝，刺之则气血通达，可协助调理阴阳平衡。心阳开则神之变，嗜寐可去。

三、脾运受阻型

【临床表现】

多寐频发，发则失控，周身乏力，就地而睡，甚时走路吃饭也可发病。

【治则】

振奋阳气，开窍醒神。

【处方】

申脉、照海、百会、三阴交。

【操作】

上述穴位灸刺之。先取申脉，再俯首针刺百会，斜针直刺。均留刺5分钟。照海、三阴交速刺法直刺。每日1次，10次为1个疗程。

【方义】

阴、阳两跷经脉，阴气外出，阳气内入，阴阳通畅，经气顺达，则可上濡于目而司目之开合。脾为后天之本，滋养运化，功能正常，则人可应时而卧。反之失常，身乏体倦，方现嗜卧或少寐。嗜睡乃机体阴阳不合，脾运受阻，两跷经脉失调而致。故分别取阳跷脉会穴申脉、阴跷脉会穴照海，并配督脉百会、脾经三阴交，以调理虚实，振奋阳气，开窍醒神，协调阴阳平衡，则止寐之效可得。

三、阳虚阴盛型

【临床表现】

嗜睡，饭后欲睡，周期发作，上午较重，烦躁易怒，行走欲睡，睡约1小时，醒如常人，记忆力减退。

【治则】

补阳泻阴。

【处方】

交信、跗阳。

【操作】

交信、跗阳均灸刺，速刺法。穴取左右双侧，1日1次，连刺2次。2次后间隔1日治疗1次，10次为1个疗程。

【方义】

阴跷、阳跷两经脉，经气顺达于目，则目可应时开合。故本方所取交信为阴跷脉郄穴，跗阳为阳跷脉之郄穴，两脉交会于目内眦，补阳泻阴，以接经气首尾，标本兼施，治以根结而奏奇效。

四、清阳不升型

【临床表现】

昏睡，日夜似睡，不唤不醒，神疲心明，问话能答。

【治则】

振奋阳气。

【处方】

大椎、陶道、脾俞。

【操作】

上穴灸刺之，速刺法。针尖稍斜，大椎、陶道向上刺入，脾俞向督脉刺入。双穴取左右两侧穴位。间隔1日治疗1次，10次为1个疗程。一般疗程内昏睡可逐渐消失。

【方义】

本方所取大椎、陶道为督脉穴，可通调诸阳经，振奋阳气；脾俞健脾益气。上穴合用，共促阳气振奋，则清阳可升，浊阴可降，神志得清。

五、湿困心神型

【临床表现】

困倦，流口水，日发10余次，每次5～15分钟，有时瘫软而酣然入睡，长达1小时，入睡初常伴有幻视、幻听，记忆力减退。

【治则】

利湿清心醒神。

【处方】

鼻交、神门、三阴交。

【操作】

上述诸穴灸刺之。灸刺鼻交穴，病人取仰卧位，取15mm毫火针，先取鼻部正中线鼻骨基之上方鼻骨间缝中，采用提捏进针法，向鼻尖方向刺入。留刺法，留针5分钟。神门、三阴交各取左右双穴，用速刺法。前3次每日1次，以后间隔1日治疗1次，10次为1个疗程，疗程之间休息3天。1～2个疗程可痊愈。

【方义】

本方所取鼻交是经外奇穴。《千金翼方》云:"鼻交……主多睡健忘……莫不神验。"故以鼻交为主穴。配手少阴心经神门,以清心醒神;配足太阴脾经三阴交穴,以振奋脾气。主配为伍,共奏疗效。

第十四节　痉挛性斜颈

痉挛性斜颈是颈肌阵发性不自主收缩引起的头向一侧扭转或阵挛性的倾斜。中医亦称"摇头风"。

【临床表现】

旋转性摇头,阵发性发作,饮食受限,日间频发,入睡方休。

【治则】

平肝潜阳。

【处方】

心俞、肾俞、神门、太溪、百会、风池、大椎、后溪、太冲。

【操作】

上述诸穴皆用灸刺,速刺法。日选7~8穴,每日1次,随症交替刺之。10次为1个疗程,1~2个疗程得愈。

【方义】

本方所取督脉大椎,既通于脑,又辖治局部。百会、风池、太冲可平肝潜阳,息风舒筋。后溪可以疏调督脉之阳气,振奋阳脉之渊海。更取心俞、肾俞、神门与太溪配用,以交通心肾。诸穴合用,共奏平肝舒筋,息风安神之功效。

第十五节　三叉神经痛

三叉神经痛属中医"面痛"范畴。

一、火热夹痰上逆型

【临床表现】

症见面部一侧疼痛，三叉神经Ⅰ、Ⅱ、Ⅲ支可单支发作，亦可混合作痛，呈突发性放射样剧烈疼痛，每次持续0.5~1分钟。

【治则】

泻泄祛痰止痛。

【处方】

1组：丰隆、迎香、禾髎、承泣。

2组：合谷、太冲。

【操作】

上穴皆用灸刺，速刺法。疼痛发作时用1组穴位，迎香、禾髎、承泣取患侧，丰隆取双侧。发作间歇时用2组的合谷、太冲，又称四关穴，取双侧穴位。针刺间隔1日1次，10次为1个疗程，治疗1~2个疗程可痊愈。

【方义】

本方所取丰隆、承泣，因胃足阳明之脉"起于鼻之交颏中，旁纳太阳之脉，下循鼻外，入上齿中，还出挟口环唇"。取其合谷、禾髎、迎香，因大肠手阳明之脉"还出挟口交人中，左之右，右之左，上挟鼻孔"。取太冲，因肝脉"从目系下颊里，环唇内"。可见胃、大肠、肝三脉主司头面。凡胃腑浊气不降，宜刺足阳明络穴丰隆；凡口唇经筋挛痛，宜刺足厥阴腧穴太冲。二穴皆上病下取，为抑火降浊之要穴。

二、风热夹痰阻滞经络型

【临床表现】

阵发性面痛，三叉神经Ⅰ、Ⅱ、Ⅲ支单支或三支混合作痛，呈突发性放射样剧烈疼痛，痛如刀割，有烧灼感。

【治则】

疏风散热，涤痰通络。

【处方】

鱼腰、四白、下关、承浆。

【操作】

分支取穴，寻找激发点，灸刺之，顿刺法。

Ⅰ支痛：取患侧鱼腰。用针尾在鱼腰穴处寻找激发点，10mm毫火针刺之，达到"气至病所"，即出现胀痛或触电样针感则奏效。仅局部酸麻胀痛，不达"气至病所"则不效，须再寻再刺。刺中后提插捻针数次。

Ⅱ支痛：取患侧四白。刺法如Ⅰ支痛。提插捻转使针感传至上唇或上牙等处。

Ⅲ支痛或Ⅱ、Ⅲ支痛：取患侧下关。刺法如Ⅰ支痛。提插捻转使针感传至舌或下颌等处。若针感不显，配用承浆。取15mm毫火针，斜针直刺法，从患侧夹承浆斜向前下方约30°角刺入，提插捻转，待胀痛或触电样针感传至下唇时出针。

间隔1日针刺1次，10次为1个疗程，疗程间休息3~5天。1~2个疗程疼痛可缓解，4~5个疗程可治愈。

【方义】

灸刺面部三叉神经分布区具有疏通患处之经气的作用。疏通之则可达到"通则不痛"的目的，故本方采用了分部分支取穴，激发经气，获得良效。此法较传统针刺治疗原发性三叉神经痛疗效明显。

第十六节　面神经麻痹

面神经麻痹属中医"面瘫"范畴。

一、风寒袭络型

【临床表现】

面瘫，面部麻木，双目不能闭合，鼓腮不能。张口无力，口角下垂，饮水口角漏水。额纹消失，鼻唇沟变浅。

【治则】

通经活络祛风。

【处方1】

印堂、阳白、地仓、合谷。

【操作】

上穴灸刺之，速刺法。阳白、地仓取患侧穴，合谷取左右双侧穴。间隔1日治疗1次。10次为1个疗程，间隔休息3日，一般2~3个疗程可治愈。

【方义】

本方所取印堂为经外奇穴，位于督脉循行线上，有显著的通经活络、醒脑安神作用。阳白为胆经之穴，有疏通气血之功能。阳明胃经之地仓，有通调局部经络气血之效力。合谷为阳明之原穴，多气多血，为治疗面部疾病之要穴。上穴同用，可获良效。

【处方2】

印堂、攒竹、风池、地仓、颊车、足三里、气海、合谷。

【操作2】

上穴灸刺之，速刺法。间隔1日治疗1次。10次为1个疗程。

【方义2】

手足三阳经上循头面，故取足三里、合谷，配任脉气海以益气和营。刺攒竹、印堂、地仓、颊车、风池可通经活络兼活血祛风，为标本兼治之法，可得良效。

二、虚风内动型

【临床表现】

面瘫，双目不能闭合，鼓腮不能。口眼㖞斜，额纹消失，鼻唇沟变浅。

【治则】

活络祛风。

【处方】

主穴：颊车、地仓、下关、四白、阳白、迎香、合谷、足三里。

配穴：鱼腰、翳风、承浆、太阳、牵正、攒竹、颧髎、听会、丝竹空。

随症加减：病及少阳经者加外关，风寒侵胃者加中脘，肝胆湿热者加阳陵泉、行间、冲阳，肝肾亏虚者加太溪、肾俞、太冲。

【操作】

上述诸穴灸刺之，速刺法。间隔1日治疗1次，10次为1个疗程。疗程间休息5日。

【方义】

面瘫治疗以局部取穴为主，以疏经通络，根据不同的症状表现给予全身调节，配以循经取穴。本方所取颧髎、地仓濡养肌肉，舒缓筋脉，解除痉挛。阳白为足阳明胃经腧穴，针后可疏通本经气血。合谷为治疗面口诸症之远取要穴，既可疏邪解表，又能和营通络。太阳、攒竹、鱼腰、丝竹空等穴有疏调经气作用。余穴相配，共收良效。

面瘫治疗越早越好，在发病2周内治疗效果内比较理想，两个月后稍差，1年以上难以见效。但在临床中正确治疗也会取得一定效果。

第十七节　面肌痉挛

面肌痉挛属中医"痉证"范畴。

一、肝阳上亢型

【临床表现】

面部抽动，阵发性抽搐，发作频繁。

【治则】

平肝息风。

【处方】

气海、中脘、足三里、三阴交、太冲、后溪、申脉、合谷、风池。

【操作】

上述诸穴灸刺之，速刺法。隔日1次，每次随症选7～8个穴位，轮流交替针刺。10次为1个疗程。针3～5次眼周抽动可减缓，面部抽搐亦可减轻，针1个疗程抽搐可止，诸症可随之消失。

【方义】

抽搐属动，动为风象。风为阳邪，头为诸阳之会，阴虚阳亢，风阳上扰，可导致面肌痉挛。而面肌痉挛最怕过度刺激，应用上病下取之穴位及灸刺方法，上可避免局部刺激，下可以起到通经活络、平肝息风的作用，以激发经气，使颜面经脉得以濡养，而病侧面肌得以恢复。

二、肝郁气滞型

【临床表现】

口角抽动，除睡眠外终日不止，妨碍进食。

【治则】

行气疏肝。

【处方】

大敦、大陵、合谷、太冲、承浆、风池。

【操作】

上述穴位灸刺之，速刺法。间隔1日治疗1次，10次为1个疗程。症轻者1个疗程即可痊愈。

【方义】

七情内伤必将影响肝疏泄与藏血功能，肌肉筋脉受于内风，则失去濡养而生瞤动。本方所取大敦为厥阴经之井穴，《难经》云"井主心下满"，取之疏肝，解除郁满。风胜则动，祛风止动，取风池穴助肝以制瞤动。合谷、太冲穴为四关，乃行气活血镇静之效穴。"面口合谷收"，合谷即总疗面口之患。大陵协助太冲以镇静止痉安神，承浆为任脉循口之会穴，用之加强制动之力。诸穴共享，效专力宏。

三、肝火风热上扰型

【临床表现】

眼睑及面部瞤动，眼睑时有抽动，常见于面瘫后遗症。

【治则】

疏风泄肝热。

【处方1】

四神聪、风池、瞳子髎、四白、地仓、迎香、合谷。

【操作1】

上述穴位灸刺之，速刺法。穴取患侧，间隔1日治疗1次，10次为1个疗程。3～4个疗程可痊愈。

【方义1】

本方所取四神聪有镇静安神之功，风池疏风泄肝热，瞳子髎、四白可疏风理气，地仓、迎香可疏调手足阳明经气。阳明主肌而止抽动，故取阳明经原穴合谷。诸穴同阵，功至效显。

【处方2】

阿是穴（面部抽搐激发点）。

【操作2】

先用针尾轻轻叩击患侧面部，手法轻灵，按部位由上至下，至某一点针尾一触，面部立即痉挛，即在这一激发点上灸刺一针，顿刺法。然后再寻再刺。间隔1日治疗1次，方法同前。其激发点或许另变一处，或仍在原处，按其激发点再行灸刺，面肌痉挛逐渐可解。此法多用于新患面肌痉挛。

【方义2】

面神经痉挛是风动之症，而患部阿是穴即为风之结、动之源。气畅血自行，血行风自灭，灸刺之可畅行气血，风灭瞤止。

第十八节　全身抽搐症

全身抽搐症属中医"痉证"范畴。

一、肝风内动型

【临床表现】

无意识不自主地抽搐，日发次频，每次约数秒钟至数分钟不等，昼发夜缓。抽时摇头、眨眼、咬牙，两手或握或伸，拇指紧贴掌心，足趾强直，屈向跖侧。

【治则】

滋阴补肾，平肝息风。

【处方】

人中、后溪、行间、足三里、三阴交、大椎。

【操作】

以上腧穴灸刺，速刺法。双穴取左右两侧，间隔1日治疗1次，10次为1个疗程。

【方义】

督脉为诸阳之海，有督导全身的作用。若督脉受病，则失去平衡，抽搐不止。方取督脉人中，为督脉与手足阳明经交会穴。督脉大椎，为督脉与手、足三阳经交会穴。后溪为八脉交会穴之一，通于督脉。此三穴灸刺可调理督脉。配肝经行间，以平肝息风。再取足三里、三阴交以滋阴补肾，调补气血，使脑髓得养。诸穴齐用，共奏滋阴补肾，平肝息风之功效。

二、脑络受损型

【临床表现】

症见伤后昏迷，高热，呼吸浅促，全身频繁抽搐。

【治则】

宁神开窍，通畅气机。

【处方】

涌泉、内关、百会。

【操作】

上述穴位灸刺之，顿刺法。先刺涌泉，施以捻转出针。次刺内关，后刺百会，均施以速刺法。

【方义】

本方取涌泉系上病下取。涌泉为肾经井穴，有通经、开窍、安神之功效，能导引血气下行。内关为心包经络穴，别走三焦经，且与阴维交会，有宁心安神、调理气机之作用。百会有清热开窍、健脑宁神、息风之功效。诸穴相配，使五脏气机通畅，郁火散而神窍开，故收效良好。

第十九节　手足抽搐症

一、肝风上亢型

【临床表现】

手足麻木抽搐，伴头晕，眼冒火花。

【治则】

宁神开窍，通畅气机。

【处方】

曲泽、太冲。

【操作】

上述二穴灸刺之，速刺法，取双穴，间隔1日治疗1次。10次为1个疗程。一般疗程内即可痊愈。

【方义】

本方所取曲泽为手厥阴心包之合穴，太冲为厥阴肝经之原穴。二穴共享，合原相配，既可补心又益肝之阴血。故可获奇效。

二、气血不足型

【临床表现】

两手阵发抽搐，形如鸡爪，急躁、生气或受寒后加重。

【治则】

益气养血，舒筋止抽。

【处方】

合谷、足三里、阳陵泉、后溪、气海、神阙。

【操作】

合谷、足三里、阳陵泉、后溪、气海灸刺之，采用速刺法。双穴取左右两侧穴位。神阙用隔姜灸。间隔1日治疗1次。10次为1个疗程。1~2个疗程可治愈。

【方义】

本方所取合谷、足三里为阳明经穴，多气多血，取之可使血气盈盛，有补益气血之用。阳陵泉为筋之会，有舒筋止痛之效。后溪系手太阳小肠经之穴，为八脉交会穴之一，通于督脉，对手的抽搐挛急有明显疗效。灸刺气海，艾灸神阙，可培元扶本而固益肾气。上穴合用，疗效卓著。

第二十节 小舞蹈病

小舞蹈病属中医"痉病"范畴。

【临床表现】

手足抽动，动作不自主，姿态无规律。

【治则】

平肝息风。

【处方】

曲池、阳陵泉。

【操作】

上穴取双侧灸刺之，速刺法。间隔1日治疗1次，10次为1个疗程。3~4个疗程可治愈。

【方义】

本方所取阳陵泉为八会穴之筋会。曲池为治疗上肢病患之要穴，灸刺曲池、阳陵泉，有平肝潜阳、活络息风之功效，故可以起到良好的效果。

附：风湿性小舞蹈病

【临床表现】

躯体扭动不停，四肢乱动，挤眉弄眼，日不能坐立行走，夜不能安睡，在床上扭腰歪髋，来回翻滚，神志清楚，但不能自控。

【治则】

息风止痉。

【处方】

头部舞蹈震颤控制区。

【操作】

取双侧舞蹈震颤区灸刺之，斜针直刺，顿刺法，出针前行捻转，每日1次。10次为1个疗程，2~3个疗程则症状可消失，生活能够自理。

【方义】

小舞蹈病多发生于青少年女性，根据症状，灸刺取双侧舞蹈震颤区，对小舞蹈病有较好的治疗效果。

第二十一节　下肢抽痛

下肢抽痛属中医"痹证"范畴。

一、经络闭阻型

【临床表现】

多见于腰椎病变。腰痛经久，遇劳后加重，甚则抽掣作痛，痛引一侧下肢抽搐痛，小腿前外侧抽痛引足趾，不能屈伸抬举及行走。

【治则】

行气通络。

【处方】

膻中、阳陵泉。

【操作】

上穴灸刺之。膻中以速刺法斜针直刺，针尖略向下。患侧阳陵泉顿刺之，出针前提插数次，使针感沿小腿外侧向足趾放散。轻者，治以上方上法，1～3次而告痊愈。

【方义】

膻中为气之会穴，刺之可开胸顶气。阳陵泉为筋之会穴，刺之可濡养筋脉。故上穴合用，开胸顺气，宣通痹阻，可获良效。

二、肝经血瘀型

【临床表现】

症见两足背第1、2足趾间睡后抽痛，沿足厥阴肝经上行，连及乳下。每夜发作2～3次，影响睡眠。

【治则】

疏肝理气，活血化瘀。

【处方】

太冲、期门、阳陵泉。

【操作】

以上三穴，皆用速刺法灸刺，穴取左右双侧，间隔1日治疗1次，2次治疗抽痛即可减轻，4～5次后症状消失。

【方义】

本方所取肝之原太冲及肝之募期门，以疏通肝经之血瘀。且太冲又为局部取穴，可活血止痉。取筋会阳陵泉，以舒筋止痛。阳陵泉又为胆经之合穴，与肝经相表里，有助肝疏泄之功。三穴相合，行气祛瘀，气血运行得畅；疏肝活血，筋脉舒和得养，故抽痛自止。

第二十二节　下肢不宁综合征

下肢不宁综合征属中医"痹证"范畴。

【临床表现】

胫酸，小腿胀痛酸麻，有灼热感，每多入睡时发作，影响睡眠。

【治则】

通经活络，补肾填精。

【处方】

太溪、三阴交、足三里、阳陵泉、神门、关元、京门。

【操作】

以上穴位灸刺之，速刺法。京门不宜刺深，取20mm毫火针即可。诸穴均取患侧。双腿患则取双侧穴位。每日1次，3～5次即可治愈。

【方义】

本方取太溪补肾阴，以达降心火之目的，加配三阴交以增强滋阴补肾之功效。足三里、阳陵泉为局部取穴，可疏通经络，泻邪止痉。神门为心之原穴，有安神镇静之功。取关元、京门有补肾之作用。诸穴同用，补肾阴，填精益髓；泻心火，通经活络。小腿不安之症可除之。

第二十三节　尺神经麻痹

尺神经麻痹属中医"痿证"范畴。

【临床表现】

症见一侧无名指和小手指运动失灵，皮肤温度较低，痛觉、触觉和温度感觉迟钝或消失，患指中、末节呈外展屈曲位，屈、伸、内收、外展均乏力。

【治则】

理气化瘀，温通经络。

【处方】

臑会、小海、曲池、外关、腕骨、后溪、中渚、神门、液门、合谷。

【操作】

上述诸穴灸刺之，均用顿刺法。每次择患侧6~7个穴位，交替进行。针长度宜短，刺之宜浅。按所取穴位顺序，由上而下针刺，以达"接气通经"之目的。间隔2日治疗1次，7次为1个疗程。疗程间休息5日再治。灸刺1个疗程后患指活动幅度可增大，两个疗程后患指握力可明显增加，4~5个疗程后患指运动及痛觉可基本恢复。随着症状的好转，可转为1周治疗1次。

【方义】

本方所取臑会、小海等穴，既为上下循经取穴，又为局部取穴，能使灸刺之温热感觉传到小指。余穴共用。活血化瘀，温通经络，使麻痹和萎缩的手指恢复。

第二十四节　桡神经麻痹

桡神经麻痹属中医"痿证"范畴。

一、经气闭塞型

【临床表现】

腕下垂，手腕软弱无力，不能握拳与执物，冷、热、触痛觉减退。

【治则】

补气和血，温通经络。

【处方】

1组：手三里、合谷、外关。

2组：尺泽、内关、肩髃、曲池。

【操作】

以上2组穴位均取患侧，用灸刺法，顿刺之。每日取1组穴位，交替进行。7次为1个疗程，疗程间休息3日。1个疗程内可明显好转，1~2个疗程可基本痊愈。

【方义】

本方所取手阳明大肠经原穴合谷，通经活络起痿。取手三里、外关，补气调血，和经络。余穴灸刺，可以旺盛局部之新陈代谢，促进上肢功能之恢复。

二、经络损伤型

【临床表现】

上肢无力，发凉，有沉重感，腕关节不能伸，拇指、食指不能举，感觉迟钝，腕关节、拇指和食指运动及感觉障碍。

【治则】

理气活血，温通经络。

【处方】

肩髃、阳池、曲池、合谷、三间。

【操作】

以上腧穴均取患侧，用灸刺法，顿刺之。间隔1日治疗1次，10次为1个疗程。疗程间隔5日再治。

【方义】

本方取大肠经腧穴肩髃，可理气舒筋，治疗上肢瘫痪；阳池是三焦经之原穴，能调理三焦之气机，有舒利关节之效；曲池是大肠经合穴，可行气和血，通经利节，治疗上肢筋缓不用；合谷是大肠经原穴，有通经活络作用；三间为大肠经之腧穴，有舒筋利节作用。诸穴合用，使气血得运，筋肉得养，关节得利，此病则可得愈。

第二十五节　食指抽痛症

食指抽痛症属中医"痹证"范畴。

【临床表现】

上肢沿食指向上抽搐，疼痛。食指怕凉，日抽痛2～4次，时间不定，每次约5分钟。抽时食指发凉，抽痛沿食指呈带状直达颈部，痛连项背，兼有鼻塞咽痛。

【治则】

通气散寒止痉。

【处方】

合谷、曲池、肩髃。

【操作】

以上腧穴均取患侧灸刺之，合谷、肩髃用速刺法，曲池用留刺法，留针5分钟。间隔1日治疗1次，10次为1个疗程。一般在疗程内抽痛可消失。

【方义】

食指怕冷，沿经抽痛，为大肠经气不足所致，本方所取各穴均为手阳明大肠经穴。肺与大肠相表里，故取合谷、曲池、肩髃，疏通大肠经之经气，以祛散寒。

第二十六节　肋间神经痛

肋间神经痛属中医"胁痛"范畴。

一、经络闭阻型

【临床表现】

一侧胸胁疼痛，以致不敢深吸气及咳嗽。

【治则】

通调气血，活络止痛。

【处方】

支沟、阳陵泉、内关。

【操作】

上述诸穴灸刺之，速刺法。支沟、阳陵泉取患侧，内关取痛之对侧，间隔1日针刺1次。施治3~5次，疼痛即可消失。

【方义】

本方所取支沟、阳陵泉二穴，分别为手、足少阳经穴，以同气协调，通利脉络，豁达胸胁，止疼痛。又取心包经之内关，可直络少阳，畅通气血，以加强调气止痛之力。二效合一，痛得解。

二、肝胆气机阻滞型

【临床表现】

胁肋剧痛，咳嗽及转身加重，烦躁头晕。

【治则】

通经活络。

【处方】

支沟、阳陵泉、乳根、天池。

【操作】

以上诸穴，均取患侧灸刺之，速刺法。乳根、天池二穴为胸部穴位，勿深刺，刺后拔罐。间隔1日治疗1次，1~2次可治愈。

【方义】

本方所取支沟、阳陵泉可通经活络，调疏肝胆气机。取乳根、天池以畅达局部郁滞气血。气机通畅，郁滞疏调，则痛自除。

第二十七节　急性脊髓炎

急性脊髓炎属中医"痿证"范畴。

【临床表现】

双下肢初觉麻木胀感，后走路沉重，继而运动失灵，二便失禁。后致双下肢呈痉挛性瘫痪，脐下及双下肢感觉消失。

【治则】

补益肝肾，滋阴清热，通经活络。

【处方】

秩边、殷门、阳陵泉、环跳、肾俞、委中、悬钟、太溪、昆仑、太冲、关元。

【操作】

上述诸穴灸刺之。关元用留刺法，留针10分钟。余穴用速刺法，每次随症选取穴位7~8个，交替使用。间隔1日治疗1次，10次为1个疗程。疗程间休息3日，2~3个疗程可治愈。

【方义】

痿病多有五脏内伤，精血受损，复有湿热内盛，壅塞经脉。肾主骨生髓，湿热浸淫损伤筋脉，故发为痿。二便失禁，治取关元以壮肾阳，使阳生阴长，则益气固本。髓会悬钟，筋会阳陵泉，刺之可益精髓以强筋骨。肾俞、太溪则滋阴除热，刺之使肾阴足以涵养宗筋。配以环跳、秩边、殷门、委中、昆仑、太冲等穴，能舒经脉以通痹。上穴合用，使津液生以涵养宗筋，故痿痹除矣。

第二十八节　脊髓空洞症

脊髓空洞症属中医"痿证"范畴。

【临床表现】

一手常麻木，后牵累上肢无力，触觉迟钝，痛觉消失，肌肉萎缩。

【治则】

益气活血，滋养肝肾，舒筋活络。

【处方】

大椎、曲池、三阴交。

【操作】

上穴灸刺之，曲池取患侧穴位，选25mm毫火针，足三里、三阴交选30mm毫火针，留刺法，留针5分钟。大椎用20mm毫火针，速刺法。间隔1日治疗1次，10次为1个疗程。疗程间休息5日，4～5个疗程可治愈。治疗期间，可嘱患者活动患肢，加强肌肉锻炼，促进血气循环。

【方义】

本方所取大椎为手、足三阳经与督脉之会，可宣通诸阳经之气，调和全身气血，疏通上下经气。曲池为手、足阳明经合穴，阳明经多气多血，故配之以舒筋活络。三阴交滋阴补肾，使气盈血活。筋脉得养，则诸症可除。

第二十九节　脊髓蛛网膜炎

脊髓蛛网膜炎属中医"痿证"范畴。

【临床表现】

腰痛，下肢无力，尿潴留，不能步行。

【治则】

补益肾阳。

【处方】

督脉的陶道至腰阳关各穴、关元、复溜。

【操作】

上述各穴用灸刺法。取督脉由陶道至腰阳关各穴，速刺法，斜针直刺，针尖略朝向脊柱，左右交替使用。关元、复溜，每次选用1穴，交替留刺，留针5分钟。每日1次，10次为1个疗程。第1个疗程后休息3日，改为间隔2日治疗1次。3个疗程诸症状可缓解，5个疗程生活基本自理。

【方义】

本方灸刺关元、复溜，以温补肾阳，通调水道。振奋机体阳气。灸刺督脉使气得复，阳得发，而功能恢复，痿证得愈。

第三十节　椎基底动脉供血不足

椎基底动脉供血不足属中医"眩晕""厥证"范畴。

【临床表现】

突然晕厥，意识障碍，神志模糊，不能回话。

【治则】

开窍醒神。

【处方】

人中、百会、合谷、太冲、太溪。

【操作】

上穴灸刺之，速刺法，前2次每日1次，合谷、太冲、太溪取双侧穴位，以后间隔1日治疗1次，双穴取单侧穴位。10次为1个疗程。1个疗程可治愈。

【方义】

本方取人中、百会，宣窍开闭，升举清阳，以定神明。灸刺合谷，可清阳明经之热，刺太冲可平肝解痉息风。太溪为足少阴肾之穴，可补肾固本。各穴合用有开窍醒神、回阳救逆之功效。

第三十一节　肌萎缩侧索硬化症

肌萎缩侧索硬化症属中医"痿证"范畴。

一、脾肾两虚，气血壅滞型

【临床表现】

肌力减退，肌肉萎缩，完成精细动作困难，腱反射亢进，肌张力增高或痉挛性瘫痪。临床常见上肢抽痛，运动障碍，手伸不直，肘关节伸不开，肌肉萎缩进行性加重，神志清。

【治则】

温通经络，调节气血。

【处方】

对侧运动区及感觉区上 2 / 5。

【操作】

取对侧运动区及感觉区上 2 / 5，灸刺之，顿刺法，斜针直刺，出针前施捻转手法，间隔 1 日治疗 1 次。10 次为 1 个疗程，1 ~ 3 个疗程抽痛可停止。

【方义】

对脊髓受损而致的肌萎缩侧索硬化症，选用对侧运动区及感觉区上 2 / 5，灸刺并快速捻转强刺激，可获较好疗效。

二、气血亏虚，风邪客阻经络型

【临床表现】

肌力减退，肌肉萎缩，颈部强硬，活动受限，双上肢无力，肌肉时有抽动，下肢麻木，呈弛缓性瘫痪，时有疼痛。

【治则】

通经活络，补气行血。

【处方】

颈突、天柱、曲池、三间、通脉、足三里。

【操作】

上述诸穴灸刺之，速刺法，双穴取左右两侧穴位。间隔 1 日治疗 1 次。

【方义】

《内经》曰："风胜则动。"肢无力，肌肉抽动，为气血俱虚，风邪并入阳经，经气失用，血行不畅。肌肉萎缩，亦为一种风痉。治以通经络，行气血，扶正祛邪，遂收显著疗效。

第三十二节　进行性肌营养不良症

进行性肌营养不良症属中医"痿证"范畴。

【临床表现】

下肢无力，步态蹒跚，蹲下倾倒不支，体重渐减。

【治则】

健脾益气，养筋通络。

【处方】

髀关、足三里、梁丘、解溪、阳陵泉、三阴交。

【操作】

上述诸穴灸刺之，速刺法。双穴取单侧，左右交叉轮刺。每日1次，10次为1个疗程，疗程间休息5日。

【方义】

足阳明胃经与足太阴脾经相表里，故取足阳明经足三里、梁丘、解溪等穴，与足太阴脾经阴陵泉、髀关、三阴交等穴，以调气营血，畅通经络，使筋脉有所养，则痿除病愈。

第三十三节　全身发麻症

全身发麻症属中医"麻木"范畴。

【临床表现】

突发全身肢体发麻。

【治则】

行气活血，安神解郁。

【处方】

膈俞、哑门、膻中、肝俞、期门、内关、中都、水沟、痪脉。

【操作】

上穴灸刺之，速刺法。哑门以20mm毫火针，对准口部与耳垂水平进针。膻中、水沟斜针直刺。余穴双穴取左右两侧穴位。刺后患者卧位休息5~10分钟。

【方义】

本方所取膈俞为血之会穴，膻中为气之会穴，肝俞、期门为肝之俞、募穴。内关为手厥阴之络穴，别走少阳，通于阴维。中都为肝之郄穴，水沟、哑门属督脉，与任脉膻中相配以调阴阳，瘈脉属少阳经穴，为息风镇惊之经验穴。诸穴同阵，以达活血行气，平衡阴阳，除郁安神之目的。

第三十四节　肢端麻木症

肢端麻木属中医"麻木"范畴。

一、气血不足型

【临床表现】

一侧拇、食指麻木，痛及患肘，两指持物夹筷、解溲松带困难。

【治则】

益气养血濡脉。

【处方1】

合谷、曲池。

【操作1】

上述二穴灸刺之，顿刺法。穴取双侧，间隔1日治疗1次，10次为1个疗程，1~2个疗程治疗疼痛可止，麻木得除。

【方义1】

本方所取合谷，居大指、次指之间，既是局部取穴，又是循经取穴；阳明经多气多血，取手阳明之曲池，可鼓动气血运行，濡养筋脉。二穴相配灸刺之，可除瘀化滞，鼓动气血，滋濡经脉而促病痊愈。

【处方2】

合谷、三阴交。

【操作2】

取双侧合谷、三阴交灸刺之，速刺法，每日1次，连刺2次后，间隔1日治疗1次。

【方义2】

气血亏虚不能灌溉四末致麻木，取合谷、三阴交以补益气血，气血充盈则经脉得通，手足筋脉得养麻木得止，诸症得平，奇效得生。

二、风湿阻络型

【临床表现】

上肢疼痛麻木，有蚁走感，肩颈疼痛有寒凉感，伴膝关节疼痛。

【治则】

祛风除湿。

【处方】

1组：曲池、足三里、肩外俞、商阳。

2组：手三里、丰隆、风门、中冲。

3组：外关、阳陵泉、风池、关冲。

【操作】

上述三组穴位均灸刺之，商阳、中冲、关冲点刺出血，余穴速刺法。以上组穴位，每日1次，每次1组，轮流使用，取双侧，10次为1个疗程。1～2个疗程治疗可愈。

【方义】

本方所取阳明经曲池、手三里、足三里、丰隆，以通经络，调气血，润宗筋，利关节，能胜湿而除痰浊。外关系三焦络穴，别走心包，通于阳维，统上肢而调气血，井穴攻邪通络而除麻，阳陵泉和肝舒筋而利关节。风池善祛风邪，达风能胜湿之效。余穴共用，通经活络，祛风除湿而愈病。

第三十五节　红斑性肢痛症

红斑性肢痛症属于中医"血痹"范畴。

一、湿聚热蒸型

【临床表现】

两足底痛，足底趾端红斑，时红时淡，阵发性疼痛加剧，触痛明显，行走困难，不得安宁。

【治则】

清热利湿，通络止痛。

【处方】

太冲、侠溪、商丘、丘墟、风府。

【操作】

上述穴位灸刺之，速刺法，穴取双侧，间隔1日治疗1次，10次为1个疗程。针3～4次剧痛可缓，10次治疗诸症可消失。

【方义】

《素问·痹论》曰："其热者，阳气多，阴气少，病气胜阳遭阴，故为热痹。"本病为湿热蕴于经络所致。湿蕴化热，郁而不通则觉疼痛。犯及营血，瘀而不散则现红斑。故方取太冲、侠溪以清热凉血。取商丘、丘墟以利湿通络。取风府以疏风散邪。诸穴同用，而获痊愈。

二、湿热阻络型

【临床表现】

两脚趾脚底灼热疼痛，局部有红斑，拒按，得热则剧，得寒则舒。

【治则】

清热利湿，通络止痛。

【处方】

足三里、解溪、昆仑、承山、商丘、阳性反应点。

【操作】

上述穴位灸刺之，速刺法。穴取患侧，阳性反应点用15mm毫火针点刺。间隔1日治疗1次，10次为1个疗程。3~4个疗程可治愈。

【方义】

本方所取足三里、解溪、昆仑，有清热除湿之功效。商丘、承山及阳性反应点可协助疏导经络气血。

三、寒邪阻滞型

【临床表现】

两肘关节以下潮红微热，阵发性疼痛，热重冷减，夜间为重，无法入睡。

【治则】

通经活络，调和阴阳。

【处方】

大椎、曲池、外关、合谷、十宣。

【操作】

以上腧穴灸刺之，十宣点刺放血。大椎配合拔罐，余穴取左右双侧穴位，速刺法，间隔1日治疗1次。针刺10余次后可痊愈。

【方义】

寒极生热。寒阻经络，阴阳失调，致皮肤潮红发热。大椎为督脉与手三阳经的会穴，具有发散风寒退热之功；曲池、合谷系手阳明经穴，有祛风散寒，舒筋利节，通经止痛的作用；外关可清泄三焦经之邪热，疏通经络之气；十宣最能泄热祛邪。故全方有祛风散热，调和阴阳，通经活络之效。

四、气血痹阻型

【临床表现】

两上肢阵发性疼痛，皮肤潮红，触之疼痛，肘关节以下痛甚，喜冷怕热，入夜加重。

【治则】

活血化瘀，通经活络。

【处方】

内关、神门、外关、合谷。

【操作】

上穴取左右双侧穴位，灸刺之，顿刺法，间隔1日治疗1次，10次为1个疗程。病程短者，1个疗程内可治愈。

【方义】

心主血脉，故取手厥阴心包经穴内关、手少阴心经原穴神门，灸刺之可活血化瘀，通经止痛；外关为手少阳三焦经穴，三焦主一身之气，灸刺外关可行气活血，气行而血行；阳明为多气多血之经，合谷为手阳明大肠之原穴，故刺之可达到活血化瘀之目的。诸穴相伍，可达通经活络之目的，通则不痛，针到病除。

第三十六节　坐骨神经痛

坐骨神经痛属中医"痹证"范畴。

一、寒邪阻络型

【临床表现】

下肢不能活动，痛如刀割，放射至腘窝处，二便均可引起疼痛。

【治则】

解表散寒，温经通络。

【处方1】

环跳、风市、足三里、承山、阳陵泉、昆仑、阿是穴。

【操作1】

上述穴位灸刺之，穴取患侧，用速刺法。间隔1日治疗1次，10次为1个疗程，2～3个疗程治疗可痊愈。

【方义1】

本方所取环跳正当坐骨神经处，为治疗该病要穴；风市、阳陵泉均为胆经腧穴，主治下肢麻木；足三里益气补血；承山、昆仑可解表散寒，阿是穴随疼处而取，去滞化瘀。诸穴配合，意在益气活血，解表散寒，经络通畅，则诸症自除。

【处方2】

1组：肾俞、环跳、阳陵泉、腰阳关。

2组：环跳、殷门、昆仑、腰眼。

【操作2】

以上两组穴位，取患侧交换轮用，灸刺之，用速刺法。肾俞、腰眼针后拔火罐。每日治疗1次。3~5次治疗可愈。

【方义2】

本方所取肾俞、腰眼、腰阳关灸刺，可调理肾、督、膀胱三经之气，温寒散邪，疏通经络以强壮腰膝；取环跳、阳陵泉以舒利关节；殷门、昆仑则通经调气；环跳为治腰腿痛经验效穴。诸穴调治，故可获良效。

【处方3】

环跳、大肠俞、关元俞、秩边、阳陵泉、委中、昆仑、臀部压痛点。

【操作3】

以上穴位，取患侧灸刺之，用速刺法。间隔1日治疗1次，每日治疗1次。1~2个疗程症状基本消失。

【方义3】

《针灸甲乙经》曰："腰胁相引痛急，髀筋瘛，胫痛不可屈伸，痹不仁，环跳主之"。又曰："髀痛引膝股外廉痛，不仁，筋急，阳陵泉主之。"《长桑君天星秘诀歌》亦曰："冷风湿痹针何处，先针环跳次阳陵。"环跳为足少阳与足太阳之腧穴，阳陵泉为筋会，两穴上下配伍应用，可起到舒筋活血、通络除湿功效。配太阳膀胱经穴及臀部压痛点，可疏通经络，通调气血。通则不痛，诸症则除。

【处方4】

头皮右侧感觉区下肢。

【操作4】

取患肢对侧头皮感觉区下肢（相当于百会透目窗位置）灸刺之，顿刺法，出针前快速捻转2~3分钟，间隔1日治疗1次。7次为1个疗程。一般1个疗程可告愈。

【方义4】

头皮针可以认为是督脉、足太阳、足少阳三经在头部的透穴，三经皆位于坐骨神经分布区，而督脉又统帅诸阳经。故灸刺效应可反馈至坐骨神经，从而起到舒缓疏通之作用，痛症得解。

二、气血两虚型

【临床表现】

腰侧及下肢痛，行走酸困无力，阴雨感寒时重。伴气短，乏力等症。

【治则】

补血益气，涵养筋脉。

【处方】

合谷、三阴交。

【操作】

取双合谷、三阴交穴灸刺之，用速刺法。间隔1日治疗1次。10次为1个疗程。疗程内可治愈。

【方义】

本方所取合谷、三阴交，为上下取穴。合谷为手阳明大肠经，多气多血之经。三阴交为足太阴脾经，即太阴、厥阴、少阴三阴经之交会穴，可扶脾胃，调血室，补肝肾。两穴配用，可催动脾胃，补益气血，使筋脉得养而病愈。

第三十七节　多发性神经根炎

多发性神经根炎属中医"痿证"范畴。

一、风邪阻络型

【临床表现】

四肢运动障碍。四肢肌肉、关节压痛、酸痛，运动无力。

171

【治则】

祛风活络止痛。

【处方】

风池、风门、风市、八风、八邪、大椎、合谷、手三里、足三里、外关、悬钟。

【操作】

上述诸穴每次取上、下肢各两穴，背部取一穴灸刺之，八风、八邪点刺，余穴速刺法。每日1次，轮流选用，10次为1个疗程，每疗程间隔1周。2~3个疗程可获良效。

【方义】

本方所取风池、风门、风市为祛风邪主穴；八风、八邪活络祛邪止痛；大椎是督脉经穴与手足三阳交会处；合谷、手三里、足三里、外关、悬钟可疏经通络。疗效显著。

二、经络损伤型

【临床表现】

四肢发麻，感觉迟钝，肌肉萎缩，关节不利，五指变形，功能障碍。伴下肢畏寒，足底多汗。

【治则】

补益气血，荣养经络。

【处方】

1组：肝俞、脾俞、足三里、阳陵泉、阴陵泉、三阴交。

2组：肩髃、曲池、阳池、环跳、秩边、犊鼻、丘墟、解溪。

【操作】

以上两组穴位，交替进行灸刺。手部穴位点刺，余穴速刺。每次取1组中的单侧穴位，轮流刺之。每日1次，7次为1个疗程，间隔5日再续下1个疗程。2~3个月诸症缓解，基本功能恢复正常，可见满意疗效。

【方义】

"治痿独取阳明"，故本方取脾俞，以健脾胃，助运化，又因脾胃为表里，为五脏六腑之海，且主四肢及肌肉，可治其本。取肝俞益肝补肾，强壮筋骨。

取足三里、曲池、解溪、肩髃，以调和气血，润养筋脉。配环跳可利枢机，疏调下肢气血。阳陵泉为筋之会，取之以调整筋脉功能。配三阴交以健脾化湿。上肢选用阳池，下肢选用秩边、犊鼻、阴陵泉、丘墟，以疏通经络。诸穴相伍，使活动功能恢复，故能取得良好疗效。

三、阳明络损型

【临床表现】

四肢酸软、麻木，肌肉萎缩，疼痛不用。手足皮肤青紫、光滑，指（趾）甲变脆，少汗，发凉。

【治则】

健脾通络。

【处方】

1组（上肢）：曲池、手三里、外关、合谷、八邪。

2组（下肢）：阳陵泉、悬钟、丘墟、足临泣、京骨、八风。

【操作】

上、下肢两组穴位交替进行灸刺。手部穴位点刺，余穴速刺法。每次取1组中的单侧穴位，轮流刺之。间隔1日治疗1次，10次为1个疗程，间隔5日再续下一疗程。月余，四肢可基本恢复正常，生活自理。

【方义】

本方所取曲池、手三里、合谷，是手、足阳明经之要穴，均有健脾化湿，通调经络，调和气血之功。外关通调手部阳经之络，八邪为经外奇穴，通五指之经络，八风亦为经外奇穴，功同八邪。阳陵泉为筋之会，取之以调整筋脉功能。悬钟为髓会，与阳陵泉配合，能充髓壮筋骨。取丘墟、足临泣、京骨，以通经和络。诸穴合用，疗效显著。

四、脾肾阳虚型

【临床表现】

全身发麻，腰痛，双腿痿软。

【治则】

温补脾肾。

【处方】

十七椎下、足三里。

【操作】

上述穴位灸刺之，足三里取左右双侧穴位，留刺法，留针10分钟。十七椎下速刺后拔罐。间隔1日针刺1次，10次为1个疗程，治疗1个疗程基本可痊愈。

【方义】

本方所取十七椎下为经外奇穴，可以通督脉，统摄诸阳经之气，以治下肢痿软；配双侧足三里，是以痿证独取阳明之原则，阳明多气多血，两穴互伍，共济温补脾肾之功，以解诸症之疾。

五、气血亏损型

【临床表现】

四肢发软无力，走路抬举困难，握拳无力，以致弛缓性瘫痪。伴呼吸困难。

【治则】

补益气血。

【处方】

夹脊、足三里、廉泉、合谷、曲池、太白、阳陵泉。

【操作】

上述诸穴灸刺之，均用速刺法。夹脊穴取压痛点，双侧穴取单侧，每日1次。廉泉穴取仰卧位，去枕仰颏刺之，每周刺1次。施以上法，10次为1个疗程。疗程间休息5日。需数月治疗肢体功能方得恢复正常。

【方义】

本方所取夹脊穴，刺之可疏通足太阳及督脉经气；廉泉刺之可疏通任脉经气；阳明多气多血，故刺手阳明之合谷、曲池及足阳明经足三里以鼓动气血运行，濡养筋脉；太白为脾经原穴，刺之可补脾益气；筋会阳陵泉，故刺阳陵泉可强筋健骨。上方合用，方得良效。

六、肝肾两亏型

【临床表现】

全身肌肉日渐消瘦，双下肢痿瘫，双上肢软弱无力。伴小便余沥不尽。

【治则】

补肝肾，益气健脾。

【处方】

1组：合谷、百会、气海、曲池、足三里。

2组：膈俞、肝俞、脾俞、肾俞、阳陵泉。

3组：悬钟、太溪。

【操作】

每日针刺1组穴位，轮流选用，灸刺之，均用速刺法。10次为1个疗程，疗程间隔5日，2～3个疗程可获痊愈。

【方义】

阳明多气多血，故1组取阳明合谷、曲池、足三里，配督脉之百会、任脉之气海，通调阴阳，益气养血，固肾；2组取血之会膈俞、筋之会阳陵泉及肝俞、脾俞、肾俞，补血强腰健筋骨，通经脉；3组补肝肾精髓。上方合用，可协调阴阳，使四肢得血谷气充，血以日盛，筋骨肌肉得养。

七、湿热浸淫型

【临床表现】

高热伴四肢痿软，面红目赤，双目失明。舌红苔白腻，脉弦滑微数。

【治则】

清热化湿，益气通络。

【处方】

1组：大椎、风池、曲池、三阴交。

2组：风府、合谷、足三里、太冲。

3组：华佗夹脊穴。

【操作】

每日针刺一组穴位，轮流选用，灸刺之，均用速刺法。10次为1个疗程，疗程间隔5日，3～5个疗程可获痊愈。

【方义】

本方所取大椎为督脉与手、足三阳交会穴。督脉联系手、足三阳经，是人体诸阳脉之总汇，为阳脉之督纲，具有统摄全身阳气之效；合谷乃手阳明之原穴，可贯通表里二经，灸刺之，既可助大椎、风府解表，又可宣通阳明经邪热，与曲池互伍有通阳活络的作用，与风池配用共奏解表通阳之效。加以取足三里、三阴交、太冲、夹脊穴，更可达到调气理血，通经活络之功。

第三十八节　腓肠肌痉挛

腓肠肌痉挛俗称"转筋""小腿抽筋"，是痛性肌肉痉挛中最常见的一种，属中医学"痹证""痛痹"范畴。

【临床表现】

发作时小腿筋脉拘急，痉挛，疼痛，不能站立与行走。轻者持续数分钟，重者十几分钟，有的一天中发作数次。

【治则】

温经散寒，活血通络。

【处方】

承山。

【操作】

患者取卧位，下肢放松，自然伸直，承山穴处常规消毒。取35～40 mm毫火针，用留刺法，留针5分钟。间隔1日治疗1次。3次为1个疗程。

【方义】

承山属足太阳膀胱经，太阳主一身之表，刺之能祛风散寒，祛瘀止痛，可松解骨肉痉挛。

第三十九节　老年性麻木

老年性麻木是指肌肤、肢体、唇舌发麻，甚或全然不知痛痒，位置或偏于一侧，或在上肢、下肢、头皮、唇舌等。其发病率随年龄增加而增加，而且病程长，病机复杂，缠绵难愈。

【临床表现】

此病病程较长，可因恼怒、感寒或饮食失调、药物中毒而诱发或加重，甚至局部完全不知痛痒。局部有块状麻木，面积不等。用针刺激，局部感觉与正常部位有明显差异，有的针刺点没有痛觉。但肌肉多无明显萎缩，关节活动正常。

【治则】

温经通络，活血祛风。

【处方】

阿是穴、伏兔、风市、髀关、阳陵泉。

【操作】

患者取卧位。局部病灶与穴位常规消毒。阿是穴，根据大腿前外侧麻木面积大小，在中心向周围旁开1～2cm呈五角形处各取一点，即6点为穴。

阿是穴，取20mm毫火针，速刺法。伏兔、风市、髀关、阳陵泉穴取25mm毫火针，留刺法，留针5分钟。间隔1日针刺1次，10次为1个疗程，疗程间休息5日。

【方义】

本方所取阿是穴、疏通局部经络、气血，可温经治血，祛风通络。伏兔属足阳明胃经穴，具有温经通络之功能，主治腰胯疼痛、腰膝冷痛、下肢瘫痪、麻木不仁等症。风市为足少阳胆经穴，可活血祛风，通络化湿。主治痿痹不仁、半身不遂等。用于下肢股外侧皮神经炎、偏瘫、小儿麻痹症等。髀关属足阳明胃经穴，具有疏通经络功能。主治髀股痿痹、足麻不仁、腰腿疼痛、筋急不得屈伸等症。阳陵泉属胆经，足少阳经合穴，八会穴之一，筋会阳陵泉，可清利肝胆，舒筋壮骨。诸穴合用，可使湿痹祛除，气血通活，共奏佳效。

第四十节　腓总神经麻痹

本病属中医"痿证"范畴。患者不受性别、年龄限制，以足下垂、足和足趾不能背屈为主要症状。

【临床表现】

足踝部屈伸不能，足趾不能背屈。因而行走时举足高，落地时足尖先下垂，而后整个足底方能着地，呈典型的"公鸡步态"。行走费力，易摔倒。

【治则】

益肾补肝，养血通络。

【处方】

足三里、解溪、阳陵泉、悬钟、陵后。

【操作】

患者取卧位，上述穴位常规消毒。足三里取30～45 mm毫火针，留刺5分钟；阳陵泉、陵后取25 mm毫火针，留针5分钟；悬钟取20 mm毫火针，速刺法；解溪取15 mm毫火针，速刺法。间隔1日针刺一次，10次为1个疗程。疗程间休息1周。

【方义】

足三里、解溪均为阳明经要穴。《内经》曰"治痿独取阳明"，且"阳明多气多血"，故取之，意在益气养血通络。悬钟又名绝骨，肾主髓，故取髓会绝骨。肝主筋，筋会阳陵泉。取悬钟、阳陵泉旨在益肾补肝以壮气血，使筋脉得养。陵后属经外奇穴，从穴位解剖位置上看，其深部可直达腓神经，故刺之针感极强。诸穴合用，共奏益气活血、舒经活络之功效，使麻痹的腓总神经功能得以恢复。

第四十一节　多汗症

一、手足多汗症

手足多汗症属中医"自汗"范畴。

（一）心肾阳虚型

【临床表现】

汗从手足浸滴而出。月经来潮或精神紧张、劳累后尤甚。有时伴有心慌，气短，乏力。

【治则】

补心肾，固卫气。

【处方】

合谷、复溜、气海。

【操作】

上述穴位均取双侧灸刺之，用留刺法，每穴留针5分钟。间隔1日治疗1次，10次为1个疗程。间休3日，一般1～2个疗程可痊愈。

【方义】

《兰江赋》云："无汗更将合谷补，复溜穴泻好施针。倘若汗多流不绝，合谷收补效如神。"故本方取复溜、气海，以补心肾之阳，助卫外之气，有固卫止汗之功。合谷为手阳明大肠经之原穴，与肺相表里，肺主皮毛，有调和营卫而固表之功。诸穴配伍，可平衡阴阳，调和气血，疏调营卫，而达止汗之效果。

（二）阴阳失调型

【临床表现】

受惊吓后全身冷汗，嗣后手足多汗。症见手足心多汗，精神紧张时加重，伴上肢颤抖。

【治则】

通经络，调阴阳。

【处方】

合谷、复溜、内关。

【操作】

上述穴位均取双侧灸刺之，用留刺法，每穴留针5分钟。间隔1日治疗1次，10次为1个疗程。疗程间休息3日，一般1～2个疗程可获效。

【方义】

《针灸大成》曰："多汗，先泻合谷，后补复溜。"灸刺既有补的功能，又有泻的作用，因此灸刺合谷可激发诸经之气，增强祛邪能力，调节汗孔开合；灸刺复溜能调补肾阴，益气生津，护表固卫。邪祛津回，卫气外固，汗孔收闭，其汗自止。内关为手厥阴之络，又与阴维脉相交会，以联络和疏通表里诸经，并助合谷、复溜以解内之郁热。诸穴共效，手足之汗可止。

二、全身多汗症

全身多汗症属中医"自汗"范畴。

【临床表现】

症见发作性面红发热，伴周身汗出不止，甚时大汗淋漓，日发5~6次，伴心悸，乏力。

【治则】

通阳解表祛邪。

【处方】

太阳、风池、大椎、华佗夹脊穴。

【操作】

上述穴位灸刺之，用速刺法。大椎、风池取双侧穴位，华佗夹脊穴每次取3~4穴，灸刺两侧穴用斜针直刺法，间隔1日治疗1次，10次为1个疗程，间休3日，1~2个疗程可痊愈。

【方义】

头为诸阳之会，风池、太阳均为头部要穴，灸刺之可宣通诸阳之气；风池为手足少阳与阳维脉之会穴，可疏解表邪；大椎为手足三阳经与督脉之会，可宣通诸阳之气而祛邪；华佗夹脊穴为经外奇穴，可振奋阳气。诸穴合用可调和阴阳，多汗自止。

附：自汗

自汗是由于阴阳失调，腠理不固，而致汗液外泄失常的病证。不因外界环境因素的影响，白昼时汗自出，动辄益甚者称为自汗。

（一）肺卫不固型

【临床表现】

自汗不止，时觉恶风。

【治则】

益气疏风解表。

【处方】

肺俞、足三里、合谷。

【操作】

上述穴位灸刺之，穴取左右两侧，用速刺法。间隔1日治疗1次，10次为1个疗程。10余次治疗后，汗出得止，恶风随之消失。

【方义】

本方所取肺俞可益气，使腠理致密而卫外功能得复。合谷可疏散风邪以解表，且有止汗作用。足三里可补中益气以扶正。气血调和，阴阳平衡则汗出自止。

（二）营卫不和型

【临床表现】

汗出如注，伴精神不佳。

【治则】

调和营卫，清热化湿。

【处方】

合谷、阴陵泉、足三里、三阴交、行间、神阙。

【操作】

上述诸穴灸刺之，足三里用留刺法，留针10分钟。神阙取艾卷灸之。余穴用速刺法，间隔1日治疗1次，治疗约10余次汗可止。

【方义】

本方所取合谷能止汗，阴陵泉可清热化湿。三阴交、行间调和营卫，兼平肝热。灸治神阙，留针足三里，可以培补元气，巩固疗效。诸穴相伍，互相协调，有滋阴潜阳、祛除湿邪、固本培元、收敛汗液之功效。

附：盗汗

盗汗是由于阴阳失调，腠理不固，而致汗液外泄失常的病证。寐中汗出，醒来自止者称为盗汗。

（一）湿热交阻型

【临床表现】

睡时大汗淋漓，睡醒汗止，合目则梦境纷纭。伴有低热，中脘痞满。

【治则】

清热祛邪，利水化湿。

【处方】

曲池、支沟、阴陵泉、阳陵泉、足三里、复溜、三阴交。

【操作】

上述穴位灸刺之，用速刺法。每次取单侧穴位，左右两侧穴位交替使用。每日1次，汗止后去复溜穴，加三阴交，再灸刺治疗1～3次，以善其后，巩固疗效。

【方义】

本方所取手少阳之经支沟，足少阳之合阳陵泉，配用曲池、足三里以清热祛邪，复溜利水化湿。余穴合用，共奏息热除湿、交通中焦之功，其汗可止。

（二）阴虚火旺型

【临床表现】

盗汗甚重。

【治则】

滋阴清热，宁神固表。

【处方1】

太溪、三阴交、神门、肺俞、合谷。

【操作1】

诸穴均灸刺之，用速刺法。每次取一侧穴位，两侧穴位交替进行。每日1次，10次为1个疗程。约1个疗程盗汗可消失。

【方义1】

本方所取太溪、三阴交可益阴清热，神门可清心宁神除烦，肺俞、合谷可益气实卫、固表止汗。上穴合用，盗汗可止。

【处方2】

合谷、复溜、三阴交。

【操作2】

上述穴位均取双侧灸刺之。合谷、复溜用留刺法，留针10分钟；三阴交用速刺法。间隔1日治疗1次，10次为1个疗程。中间休息3日，一般1～2个疗程可获效。

【方义2】

本方取合谷、复溜，以达疏调内外，平衡阴阳，使阴阳和谐而汗止之目的。三阴交有滋阴降火的作用，配之以加强阴阳平复之功效。

第四十二节　无汗症

一、全身无汗症

全身无汗症属中医"无汗"范畴。

【临床表现】

症见无汗，全身发冷，伴心慌，头晕，胸闷。

【治则】

通阳疏表祛邪。

【处方】

太阳、风池、大椎、华佗夹脊穴。

【操作】

上述穴位灸刺之，用速刺法。大椎、风池取双侧穴位，华佗夹脊穴每次取3～4穴，灸刺两侧穴，用斜针直刺法，间隔1日治疗1次，10次为1个疗程，疗程间休息3日，1～2个疗程可治愈。

【方义】

本方取大椎以宣通诸阳气而祛邪，取风池、太阳宣阳疏表；华佗夹脊穴位居背阳，取之以宣阳疏表。灸刺以上诸穴，可达调和阴阳、补益气血、扶正祛邪的目的。

二、半面无汗症

半面无汗症属中医"偏汗"范畴。

【临床表现】

半侧脸皮肤干涩，汗不出。以鼻中部、两眉间、鼻唇沟中部及下颌中部为界，另一侧面部潮红湿润。伴患侧偏头痛。

【治则】

调和营卫，通畅气血。

【处方】

太阳、下关、颊车。

【操作】

上述穴位取患侧，灸刺之，用顿刺法，斜针直刺，出针前沿皮下重法行针，大幅度捻转提插，以患侧潮热出汗为度。间隔1日治疗1次，10次为1个疗程。约1个疗程，患侧可出汗，两侧汗量基本相同，偏头痛自愈。

【方义】

本方取上述穴位用强刺激手法疏通患侧气血，调和营卫。营卫和则汗出，气血通则不痛，故头痛亦可随之而愈。

三、偏身无汗症

偏身无汗症属中医"偏汗"范畴。

【临床表现】

一侧头部、身体及上下肢无汗。

【治则】

通畅经气，平衡阴阳。

【处方】

肾俞、复溜、合谷。

【操作】

上述穴位灸刺之，用速刺法。先取患侧穴位，后取对侧穴位，两侧交替使用，每日1次。10次为1个疗程。1个疗程内，全身汗出正常，下肢皮肤湿润。

【方义】

复溜、合谷为治多汗症之经验穴，取肾俞以补肾气。经穴多有双向调整性，故可用以补虚泻实，调整经气，纠正阴阳平衡失调，治疗偏身无汗。

四、肩背无汗症

肩背部无汗症是指身体各部位汗出正常而肩背部无汗液排出的病症。此病有单纯肩背部无汗，或单侧无汗，或双侧无汗。此病患者虽少见，但其病程长，患者心理负担较重，且诸多疗法不易奏效。

【临床表现】

患者多感肩背部沉重隐痛，畏风怕寒，颈肩活动不适。有的合并肩周炎和颈椎病。

【治则】

温阳通闭，调和营卫。

【处方】

1组：合谷、复溜、大椎、肺俞、心俞、天宗。

2组：至阳、风池。

【操作】

大椎、肺俞、心俞、天宗取20mm毫火针，速刺法。合谷、复溜取25mm毫火针，留刺法，留针5分钟。至阳，取20mm毫火针，留刺法，留针5分钟。风池，取20mm毫火针，速刺法。

两组穴位交替使用。每日1次，5次为1个疗程。疗程间隔3日。最长3个疗程，最短1个疗程，治疗有效率达98％。

【方义】

合谷、复溜为治疗汗证的特效穴；肺俞宣通肺气，心俞鼓动心阳，天宗宣肺活络，三穴同用，可疏通太阳经气。大椎为督脉、手足三阳经交会穴，可振奋一身之阳气。

《外台秘要》说至阳"主头重鼻衄及瘈、汗不出"。风池祛风解表。与至阳合用，共奏助阳散邪，祛风散寒之功，以恢复肩背部的正常泌汗功能。

第四十三节　精神分裂症

精神分裂症属中医"癫证""狂证"范畴。

一、心脾两虚型

【临床表现】

两目呆直，面色萎黄，喃喃自语，答非所问。

【治则】

健脾养心，益气安神。

【处方】

1组：风池、心俞、肝俞、脾俞。

2组：神庭、头维、内关、中脘、阳陵泉、三阴交。

【操作】

每日针刺1组穴位，两组穴交替使用，灸刺之，均用速刺法。神庭、头维斜针直刺，10次为1个疗程，疗程间隔5日，1~2个疗程可获痊愈。

【方义】

本方所取风池，可疏调肝胆之经气。心俞乃心经之背俞，用之益心气，补心安神；肝俞可开郁消滞，使肝气得以条达；脾俞以益脾气，扶虚益损；神庭是神明所居之处，可醒神宁心；头维调阳明经气，清泻阳明而聪头目；内关为心包之络穴，与三焦经相表里，益心神兼调三焦之经气；中脘调中焦之气机；阳陵泉疏利肝胆之气；三阴交补益脾肾而安神益智。上穴合用，共奏良效。

二、气虚胆怯型

【临床表现】

精神呆木，多疑恐惧，胆怯幻听，神思不安。言语迟钝，行为被动，定向不全，月经久停。

【治则】

理气化痰，开窍醒神。

【处方】

四神聪、内关、通里、印堂、蠡沟、三阴交。

【操作】

上述诸穴灸刺之。四神聪点刺法，余穴均用速刺法，印堂斜针直刺。间隔1日治疗1次。10次为1个疗程。

【方义】

本方所取四神聪，用以宣窍醒神，配手少阴之络穴通里，手厥阴之络穴内关，以开启心窍而清神明。内关并通于阴维，有和胃降浊、化痰的功效。奇穴印堂以启元神兼开心窍，配三阴交、蠡沟以和营调经。诸穴配合，得以获愈。

三、气郁痰结型

【临床表现】

多静少动，表情淡漠，常躲在室内暗处喃喃自语，哭笑无常，多疑虑。

【治则】

理气豁痰，宁神定志。

【处方】

主穴：人中。

配穴：百会、神门、丰隆、三阴交。

【操作】

上述诸穴灸刺之。人中用顿刺法，针尖向上斜针直刺。出针前大幅度捻转重刺激。配穴取左右双侧穴位，随症而取，间隔1日针刺1次。10次为1个疗程。

【方义】

主穴人中为督脉、手足阳明经交会穴。《席弘赋》曰"人中治癫功最高"，故人中为治精神失常的要穴。配以百会、神门，有宁神定志、开心窍而清头目之效；配丰隆、三阴交，能豁痰解郁，补益肝脾肾，以降浊涤痰，宁心益智，故能收其良效。

四、气郁窍闭型

【临床表现】

沉默痴呆，寡言少语，语无伦次，行动迟缓，不知冷热。

【治则】

理气化痰开窍。

【处方】

1组：安眠、内关、后溪。

2组：百会、郄门、曲池、鸠尾。

【操作】

上述穴位灸刺之，速刺法，百会、鸠尾斜针直刺，两组交替使用，每日1次，10次为1个疗程。2~3个疗程可治愈。

【方义】

本方取安眠、内关以养心安神；百会、后溪开窍醒脑；取曲池、郄门、鸠尾以调和阴阳，顺气豁痰。两组穴位合用，理气化痰，开窍定志，疾病得以治愈。

五、痰火扰心型

【临床表现】

性躁易怒，又突然精神失常，善哭。四肢麻木，时而抽搐，两目直视，彻夜不眠，服药睡而易醒。项强转动不灵，尿黄便秘。

【治则】

泻肝清火，涤痰安神。

【处方】

后溪、申脉、内关、太冲、丰隆、天枢。

【操作】

上述诸穴灸刺之。穴取左右双侧，速刺法。间隔1日治疗1次。10次为1个疗程。治疗1~2个疗程精神可恢复正常。

【方义】

怒而伤肝，病当在肝胆，痰火郁于胸膈，上蒙清窍，神明被扰而致督脉与阳维脉为病，故精神失常。督脉循行于腰背正中，经项入络于脑，然精神不振，气上冲逆，故出现项强难转。《灵枢·寒热》曰："阳气盛则瞋目，阴气盛则瞑目。"两目直视，彻夜不眠，是阳跷为病，阳跷脉交会于目内眦，亦入于脑，脉气失和则失眠不寐。足太阳经之申脉为阳跷所生，后溪为手太阳经之穴，与手少阴经相联系，通于督脉，二脉合于目内眦，主治忧郁而致精神神志疾患。佐内关、太冲、丰隆、天枢等穴以达清热泻火、安神定志之功。

第四十四节　癔　病

一、癔病性气厥

癔病性气厥属中医"厥证"范畴。

【临床表现】

突然昏厥，不省人事。面赤唇紫，双目紧闭，双手握固，呼吸急促，燥妄谵语，语无伦次，手指微凉。

【治则】

通畅气血，开窍。

【处方1】

十宣、人中。

【操作1】

用火针或三棱针点刺，各出血2～3滴。治疗1次即愈。

【方义1】

本病为实证，点刺出血以启闭开窍。十宣、人中皆为开窍苏厥之要穴，故刺之气血通调，获良效。

【处方2】

水沟、合谷、中冲、太冲、足三里、丰隆、天突、照海。

【操作2】

上述各穴灸刺之，速刺法。水沟隔日灸刺1次，余穴每次随症选择6～7个穴位，双侧穴位取一侧，两侧交替进行。每日治疗1次。

【方义2】

本病为实证，方中水沟属督脉，能振奋阳气，活络苏厥。中冲属心包经，善开窍利舌。足三里、丰隆降浊豁痰。四关穴（合谷、太冲）可通经活络。天突、照海利气开音而涤痰。各穴协同，可取满意疗效。

二、癔病性僵厥

癔病性僵厥属中医"痉病"范畴。

【临床表现】

四肢强直，牵拉不动，口唇干裂。

【治则】

泄热养血通经。

【处方】

足三里、合谷、廉泉、人中、天突。

【操作】

上述各穴灸刺之，速刺法。间隔1日治疗1次，足三里、合谷二穴均取双侧穴位。

【方义】

脾胃为后天之本，水谷之海，故取足阳明胃经之合穴足三里，以健脾和胃，强壮身体，达到养血柔肝之目的。手阳明经合谷，可泻上焦亢盛之气，并能解热定痉。人中、天突、廉泉三穴均分布于督任二脉，有升阴和阳、通经开窍的作用。诸穴互伍，效若桴鼓。

三、癔病性瘫痪

【临床表现】

四肢麻木，继之瘫痪，不能行走。时语言不利，反复发作。

【治则】

豁痰理气，定志安神。

【处方1】

后溪、内关、太冲、涌泉。

【操作1】

上述穴位灸刺之，速刺法。每次治疗穴取左右双侧，间隔1日治疗1次，10次为1个疗程。1~2个疗程可痊愈。

【方义1】

癔病系督脉为病，而后溪为八脉交会穴之一，通督脉，故灸刺之效卓。

太冲为肝经原穴，涌泉为肾经井穴，肝肾同治，有疏肝理气之功。内关为阴维脉之穴，又系心包经之络穴。诸穴相配，有豁痰理气安神之功，故可获效。

【处方2】

四神聪、阳陵泉、绝骨、三阴交。

【操作2】

上述诸穴灸刺之，速刺法。四神聪斜针直刺，余穴取左右双侧刺之，间隔1日治疗1次。10次为1个疗程。1~2个疗程可痊愈。

【方义2】

本方所取四神聪为经外奇穴，刺之有安神醒脑之效。阳陵泉位于胆经，为筋之会，刺之可疏利肝胆，通利关节。绝骨属胆经，有通经活络之作用。三阴交乃足三阴之交会，又为脾经之穴，脾主四肢肌肉，故刺之有健脾阳、疏肝气之功。诸穴合用，可使心宁志定，经络通畅而获良效。

【处方3】

百会、曲池、内关、阳陵泉、行间。

【操作3】

上述诸穴灸刺之，速刺法。百会斜针直刺，余穴取左右双侧刺之，间隔1日治疗1次。10次为1个疗程。1~2个疗程可痊愈。

【方义3】

本方所取百会位于督脉经上，且头为诸阳之首，针之可泻诸阳之火而醒神；内关为心包经之络穴，又是八脉交会穴之一，具有宁心安神、镇静止痛、理气和胃之作用，两穴相配可治癔病。曲池为大肠经合穴，有调和气血之功，针之可治半身不遂，拘急，或筋不收。阳陵泉为八会之筋会，有疏肝利胆、清泄湿热、强健腰膝之效，可治下肢冷痹不仁。行间为肝经荥穴，针之可舒筋活络，清热泻火。故上穴合用，可祛病收效。

四、癔病性失语

癔病性失语属中医"喉喑"范畴。

【临床表现】

语声不出，精神呆滞，表情淡漠，默而不语。

【治则】

滋肾醒脑开窍。

【处方】

人中、劳宫、涌泉。

【操作】

上述诸穴灸刺之。先刺人中、劳宫穴，速刺法。再刺涌泉，用顿刺法，出针前施强刺激手法，持续捻转同时询问患者感受，以对话加强其语言练习。

【方义】

本方所取人中为督脉经穴，督脉上循入脑，有醒脑开窍之功。劳宫为心包经穴，以清心利舌而通其窍闭。涌泉为肾经之穴，以振奋肾脏之气，清利咽舌。诸穴相伍，滋阴开窍，疏利气机，力专效宏。

第四十五节　慢性疲劳综合征

【临床表现】

心悸心慌，食欲不振。失眠多梦，头晕脑涨，记忆力衰退，精神欠佳，注意力不集中，思考能力下降，咽痛，低热，肌力下降，腰膝酸软，体倦无力，有的伴有淋巴结肿大。

【治则】

扶正培元。

【处方】

大椎、膏肓、命门、气海、足三里。

【操作】

患者取卧位。穴位常规消毒。大椎、膏肓、命门、气海穴取 20mm 毫火针，足三里穴取 35mm 毫火针。足三里穴用留刺法，留针 5 分钟，余穴毫火针顿刺。膏肓每次取一侧，交替使用。间隔 1 日针刺 1 次。10 次为 1 个疗程。嘱患者针后保护针眼，避免感染。

【方义】

大椎为督之会，有清热解表，强身镇惊的功能，可治五劳虚损，七伤乏力。膏肓可培元安神，理虚定喘，主治诸虚百损，五劳七伤。命门为生命之门，可补肾壮阳，益气固本，主五劳七伤，虚损衰微。气海为强壮要穴，可补肾壮阳，益气固本，行气利水，主元气不足，四肢乏力。足三里为全身健壮要穴，健脾益胃，扶正培元，有强壮作用，可疗五劳羸瘦，七伤虚乏。

第十三章　泌尿系统疾病

第一节　尿路感染

膀胱湿热型尿路感染，属中医"淋证"范畴。

一、膀胱湿热型

【临床表现】

腰部酸痛，下腹重坠，尿涩，尿频，尿急，尿痛，少腹坠痛，肾区叩击微痛，膀胱俞压痛。

【治则】

清热利湿通淋。

【处方】

肾俞、膀胱俞、水道、中极、京门、小肠俞、曲泉、三阴交。

【操作】

上述穴位灸刺之。每次取单穴，每日1次。中极间隔1日针刺1次。重症者早晚左右穴位交替灸刺。一般5~10次症状基本消失，尿检正常。

【方义】

本方所取肾俞系肾脏之背俞穴，京门为肾之募穴，可通利水道，调节肾气。中极乃膀胱之募穴，又是任脉和足三阴经的会穴，有培补肾气、利膀胱的作用。膀胱俞为膀胱之背俞穴，三阴交是足三阴经之会穴，统治三阴经病，是治疗泌尿系统疾病的主穴，灸刺之有温补肝脾肾之效。配水道有清利肾与膀胱之湿热，通利下焦之效。小肠俞为足太阳膀胱经穴、小肠之背俞穴，曲泉为足厥阴之合穴，二穴具有清利下焦的作用。诸穴合用，补益脾肾而利膀胱，可改善尿路感染症状。

二、虚实夹杂型

【临床表现】

小便淋沥，尿痛，遇劳即发，疲乏无力，舌质淡，苔薄白，脉虚弱无力。

【治则】

补肾理气，泻火，利小便。

【处方】

膀胱俞、中极、太溪、阴陵泉、行间。

【操作】

上述诸穴灸刺之，均用速刺法。间隔1日治疗1次，10次为1个疗程。疗程间休3日，1～2个疗程可愈。

【方义】

本方取膀胱俞和膀胱经之募穴中极，以疏理膀胱之气机。取肾经之原穴太溪，以益肾水而补其虚。取肝经之荥穴行间，以泻肝火而定痛。配以脾经之合穴阴陵泉以利小便，使气化复常，小便通利。诸穴相伍，尿路感染诸症得治。

第二节　慢性肾炎

慢性肾炎属中医"水肿"范畴。

【临床表现】

腰痛，全身浮肿，或下肢浮肿。

【治则】

补肾健脾。

【处方】

关元、肾俞、三阴交。

【操作】

上述穴位灸刺之，均用顿刺法。双穴取左右两穴。间隔1日治疗1次。10次为1个疗程。2～3个疗程全身浮肿可消退。

【方义】

三阴交为足三阴经之会，有调节肾、脾和膀胱等脏器的作用；关元是足三阴与任脉之会穴，为元气之根，又系三焦之精气转输之所，故与关元配伍能使三焦协调，治疗浮肿。肾俞可培补肾气，使肾气充盈。上穴合用，可使阳气煦化，阴霾散则寒水自消，诸症可治愈。

第三节　肾结石

肾结石属中医石淋范畴。

【临床表现】

症见一侧或双侧肾结石，小溲不爽。

【治则】

补肾清热利湿。

【处方】

肾俞、志室、京门、三阴交。

【操作】

上述诸穴灸刺之。三阴交取双侧留刺之，留针5分钟。余穴皆用速刺法，间隔1日治疗1次。10次为1个疗程。

【方义】

肾俞为肾之背俞，京门为肾之募穴，俞募配合，以强腰补肾，化气行水，疏泄经气。志室为膀胱经输穴，别名"精宫"，为肾气、肾精留注之所，可温肾壮阳，祛湿利水。三阴交为肝、脾、肾三经交会穴，是少腹及泌尿系统疾患之要穴，灸刺之可加强化湿热，调气机，通水道之功效。

第四节　输尿管结石

输尿管结石属中医"石淋"之范畴。

【临床表现】

突发性腰痛，如刀割，疼痛向少腹放射，不能转侧，发作长则2～3小时，短则持续半小时。多发生于一侧，以男性为多见。

【治则】

调畅气机，利湿通淋。

【处方】

肾俞、三阴交、志室、太溪。

【操作】

上述穴位灸刺之，均用速刺法。肾俞，取20mm毫火针，斜针直刺，针尖微斜向脊柱刺入。诸穴灸刺每日1次。发作时取腹部疼痛点（肾盂或输尿管痉挛处）灸刺之，可立缓。

【方义】

本方所取肾俞穴有通淋止痛作用。三阴交穴有健运中焦，利湿通淋之功能。配以志室、太溪可使气机调畅，通淋排石。针刺一般能缓解剧痛，如针刺效果不好，可考虑综合治疗办法。

第五节　输尿管结石并发肾盂积水

输尿管结石并发肾盂积水属中医"淋证""石淋"范畴。

一、湿热下注型

【临床表现】

症见一侧或双侧输尿管结石及肾积水。肾区叩击痛明显。

【治则】

清热利湿，通淋排石。

【处方】

京门、肾俞、足三里、三阴交。

【操作】

上述诸穴灸刺之。皆用速刺法。每日1次，10次为1个疗程。2～3个疗程可排出结石。

【方义】

本方所取京门穴为肾之募穴，肾俞为肾之背俞穴，此乃俞募相配之法，有补肾利尿、通淋排石之功效。取足三里、三阴交，有健运中焦、利湿通淋之功能。诸穴相合，以达清利下焦湿热、通淋排石之目的。

二、脾肾气虚型

【临床表现】

一侧或双侧腰腹突发性绞痛，肾盂积水，常伴血尿。

【治则】

温补脾肾，通淋止痛。

【处方】

肾俞、京门、气海、中极、归来、阴陵泉。

【操作】

上述诸穴灸刺之，皆取速刺法。先取俯卧位刺肾俞、京门，再取仰卧位刺气海、中极、阴陵泉、归来。每日针刺1次，10次为1个疗程。一般1~2个疗程结石可排出。

【方义】

本方所取肾俞属足太阳膀胱经，为肾的背俞穴。京门为肾经之募穴，二穴俞募相配，可通淋止痛。气海、中极刺之可固本扶元，有助膀胱气化之功效。阴陵泉为脾经合穴，配归来穴刺之可益气，补益后天，温肾壮阳。诸穴合用，可起到排石通淋之效。

第六节　神经性尿频

【临床表现】

尿频尿急。

【治则】

清热镇惊。

【处方】

中极、关元、气海、大椎、肾俞。

【操作】

上述诸穴灸刺之，皆取速刺法。每日1次，双穴取单侧，关元、气海穴隔日交替进行。10次为1个疗程，一般1~2个疗程可愈。

【方义】

本方中极、关元、气海三穴为任脉腧穴，刺之可固本扶元，有助膀胱气化之功效。大椎穴为督脉、手足三阳经交会穴，可清热解表，强身镇惊。肾俞属足太阳膀胱经，为肾的背俞穴，有补肾益精，纳气利水之功能。诸穴合用，效专力宏，尿频可除。

第七节　遗　尿

遗尿症又称小便不利，属中医"尿失禁"范畴。

一、肾阳命火衰型

【临床表现】

白天尿频，黑夜尿床，色澄清，淋漓不尽，稍有尿意则急而难禁，劳累或多饮则尿床次数增加，尿时毫无知觉。常伴头晕肢冷，腰膝酸痛。

【治则】

补益肾阳，益气固肾。

【处方】

气海、归来、中极。

【操作】

上述诸穴灸刺之，皆取留刺法。留针10分钟。归来每次取双穴，间隔1日治疗1次，针3~5次后，夜里尿床可缓解，针治1个疗程，夜间尿床可愈。

【方义】

肾与膀胱相表里，肾主里，开窍于二阴，职司二便，肾气不足则膀胱虚冷而不能贮存津液，故尿频不禁。命门火衰，失却温化，故体寒肢冷，尿液澄清。灸刺上述诸穴，直达病所，能鼓舞下元以助膀胱制约之功。故遗尿之症可除。

二、肾阳虚型

【临床表现】

畏寒肢冷，腰膝酸软，尿多尿频，遗尿。

【治则】

充益肾气，固摄下元。

【处方】

关元、中极、肾俞、膀胱俞、三阴交。

【操作】

上述诸穴灸刺之，用速刺法。双穴取两侧穴位。间隔1日治疗1次，10次为1个疗程。1~2个疗程可愈。

【方义】

本方所取关元为任脉之穴，为保健要穴，有强壮功能；肾俞为膀胱经背俞穴，补关元、肾俞有充益肾气，固摄下元的作用。中极为膀胱经募穴，膀胱俞为背俞穴，俞募配穴可振奋膀胱的功能。三阴交可调理三阴之经气。诸穴灸刺，加强了温肾壮阳之效，故针刺疗效显著。

三、肾阴阳两虚型

【临床表现】

遗尿，不能自控。

【治则】

补肾壮阳。

【处方】

承浆、百会、关元、足三里、三阴交。

【操作】

上述穴位灸刺之。承浆穴取20mm毫火针，斜针直刺，速刺法，针尖宜斜向上刺入。百会留刺5分钟，间隔1日治疗1次，关元穴灸刺与艾灸隔日交替进行。余穴皆用速刺法。每日治疗1次，10次为1个疗程。重患2~3个疗程可自醒排尿，遗尿症获痊愈。

【方义】

本方取承浆意在调节水道；取百会意在升举清阳之气；取关元意在培元补肾，坚固下关以约膀胱。配取足三里以健脾益气；配取三阴交以补肝脾肾三阴之气，强化膀胱约束之功能。诸穴相伍，可温肾益气，振奋膀胱，调节水道，故效专力宏，疗效佳。

四、脾肾俱虚型

【临床表现】

症见遗尿，白天溲频。

【治则】

补益心脾肾。

【处方】

1组：通里、关元、太溪。

2组：气海、膈俞、命门。

3组：中极、膀胱俞、三阴交。

【操作】

上述诸穴灸刺之，皆用速刺法。每日针刺1组，3组轮换针刺，10次为1个疗程，疗程间休息5天。

【方义】

本证属心、脾、肾俱虚，取上述三组穴位，旨在调补心、脾、肾三经，并兼理他经，以获疗效。

五、脾肾阳虚型

【临床表现】

尿床，腰膝无力，怕冷。

【治则】

温肾固摄，健脾益气。

【处方】

1组：关元、三阴交、命门、足三里。

2组：气海、膀胱俞、中脘、次髎。

【操作】

以上2组穴位，交替治疗，用灸刺，速刺法，间隔1日治疗1次，10次为1个疗程。疗程间休息5日。1～2个疗程可治愈。

【方义】

本方所取关元、命门穴，以补肾壮阳，温煦膀胱。取气海、中脘，以健脾益气。取三阴交、足三里穴，以调畅气机。取膀胱俞、次髎穴，以固摄止遗。诸穴交替应用，共收健脾益气，温肾固摄之功。

六、脾肺气湿型

【临床表现】

症见尿床，甚则遗尿，一夜数次。

【治则】

培元益气固涩。

【处方】

次髎、太溪、人中、肾俞、关元、三阴交。

【操作】

上述诸穴灸刺之，皆用速刺法。次髎、人中穴各取20mm毫火针，人中穴向鼻方向斜针直刺，每天1次。关元间隔1日针刺1次，双穴取单，交替进行。10次为1个疗程，疗程间休息3日。1～2个疗程可愈。

【方义】

上述诸穴相配，固肾培元，醒神强督，增强膀胱约束功能，以获良效。

七、下元虚寒型

【临床表现】

症见长期遗尿，每夜1～2次，腰酸乏力。

【治则】

温补肾阳，固摄下元。

【处方】

曲骨、三阴交。

【操作】

灸刺曲骨穴，1穴3针，速刺法。取25mm毫火针，每刺1针后换新针。先以15°角向下斜刺，再向左、右以35°角斜刺入肌层。三阴交取双侧穴位。间隔1日治疗1次，10次为1个疗程。间隔3日再治。1~2个疗程可愈。

【方义】

本方所取曲骨穴属任脉。任脉乃阴经之海，具有温通阳气的作用，配取三阴交穴，此之谓"病在阳取之于阴"，可获佳效。

附：外伤性膀胱括约肌麻痹

【临床表现】

尿液淋漓。

【治则】

通调膀胱气机。

【处方】

中脘、关元、足三里、三阴交。

【操作】

上述诸穴灸刺之，皆用速刺法。关元刺后拔罐。每日1次。

【方义】

腑会中脘，取之调理中焦之气，以夯其基。取关元、足三里穴，以复胞系之能。配三阴交，通调下焦之气机，以利小便。关元穴针后拔罐，以增补气调气之效。上穴相合，共济膀胱气机之力，使疾患速除。

附：滴尿症

【临床表现】

小儿尿液点滴自出，无其他不适。

【治则】

温肾壮阳。

【处方】

关元、中极、肾俞、三阴交。

【操作】

上述穴位灸刺之，速刺法。每日1次，双穴取单，关元、中极每次取一穴，交替进行。10次为1个疗程。一般1~2个疗程可愈。少儿穴浅，取针宜短，根据实际需要选用。

【方义】

本方取关元、中极可回阳益气，取肾俞可补肾壮阳，取三阴交可调整阴阳。故上穴合用，可补益肾气，温煦肾阳，则本病自愈。

第八节　压力性尿失禁

【临床表现】

排尿不能控制，行走、站立时尿液淋漓。咳嗽，腹压稍增，或轻压膀胱区即有尿液流出。

【治则】

温肾健脾，固摄下焦。

【处方】

肾俞、膀胱俞、三阴交、委阳、中极、八髎。

【操作】

上述穴位灸刺之，皆用速刺法。每日1次，双穴取单，交替进行。10次为1个疗程。疗程间休息3日再治。治疗期间，嘱患者每日做缩肛运动3~4次，每次3~5分钟，以加强盆底组织锻炼。

【方义】

本方取肾俞、膀胱俞、八髎等穴，温固肾气。补三阴交以健脾益气，调补肝肾。补三焦之下合穴委阳、膀胱之募穴中极，有固摄下焦之功效。

第九节　急性尿潴留

急性尿潴留属中医"癃闭"范畴，为神经性尿潴留。

一、膀胱湿热型

【临床表现】

突发腹痛，剧烈不休，小腹部膨胀拒按，叩呈浊音。

【治则】

清热利湿，疏通膀胱气机。

【处方】

中极、阴陵泉、膀胱俞。

【操作】

上述诸穴灸刺之，速刺法，双穴者左右取之。连针3次，不愈则间隔1日治疗1次。

【方义】

本方所取中极、膀胱俞为募俞相配，疏通膀胱气机，通利小便。阴陵泉可清利脾经湿热。上穴配伍，使气机通畅，湿热肃降，而达利小便之目的。

二、膀胱气化不利型

【临床表现】

小便不解，下腹胀满，膀胱膨隆，按之有波动感。

【治则】

疏调膀胱，通利小便。

【处方1】

归来、三阴交。

【操作1】

上述诸穴灸刺之，速刺法，均取双穴。针后须臾可排尿，病痛得解。

【方义1】

本方所取归来穴，位于小腹，临近膀胱，有松弛膀胱压力，调节膀胱功能的作用。三阴交为足三阴经之交会穴，有统调三阴经气，行运下焦之作用。故用灸刺可获良效。

【处方2】

主穴：中极、三阴交。

配穴：少腹急胀者加气海，欲溲不得加三焦俞，尿时无力或少腹虽胀而无尿意者加肾俞。

【操作2】

上述诸穴灸刺之，速刺法。配穴随症而取。双穴左右取之。针后2~4小时内不能自行小便者，可针第2次，1日可针2次。不愈者次日继针。

【方义2】

取中极、三阴交疏导下焦之气，配肾俞、气海以助长膀胱气化，并用三焦俞通调水道，故针后小便得以顺利排出。

【处方3】

委中、气海、关元、中极。

【操作3】

上述穴位灸刺之，均以速刺。气海、关元、中极穴取20mm毫火针，双针并刺。委中穴取双侧穴位，40mm毫火针刺之。依上法施术，针后须臾即可排尿。

【方义3】

中医经络学说认为委中为血郄。凡热病汗不出，小便难，取之即愈。又认为诸般气证气海可针之，故取委中、气海二穴。西医学证实针刺中极、关元可使膀胱压力升高，并引起排尿，故取关元、中极。又其二穴是三阴、任脉之会，针刺后可使经脉得通，气滞得解，水道得利，膀胱气化得复，尿潴留得泄。一般认为在膀胱充盈时禁刺气海、关元、中极，然浅刺不会导致膀胱损伤，且效如桴鼓。

三、肾虚气化不利型

【临床表现】

经常性排尿不利。

【治则】

补肾化气利尿。

【处方】

次髎、肾俞、膀胱俞。

【操作】

上述穴位灸刺之，用速刺法。间隔1日治疗1次，每次取双侧穴位。10日为1个疗程，疗程间休息3日再治。

【方义】

先取膀胱经之双侧次髎穴刺之，旨在急则治标。再取肾俞、膀胱俞穴，以补益肾气，加强膀胱气化功能。标本兼治，疾患可除。

四、肾阳衰惫型

【临床表现】

排尿困难，小便不通，少腹胀满。

【治则】

补肾化气利水。

【处方】

阴谷、三阴交。

【操作】

灸刺阴谷、三阴交，取双侧，速刺法，每日1次，连针3～5次得愈。

【方义】

本方所取阴谷穴，乃足少阴肾经之合穴，灸刺之有补肾益精之功能；三阴交为肝、脾、肾三经之交会穴，刺之有益肝肾，健脾利湿之作用。故二穴合用，可以增强补肾利尿通窍之疗效。

第十节　乳糜尿

乳糜尿属中医"尿浊"范畴。

【临床表现】

小便频数、混浊，状如米泔。

【治则】

补肾固涩。

【处方】

肾俞、京门、膀胱俞、中极、阴陵泉、水分。

【操作】

上述穴位灸刺之，速刺法。双穴取单侧，间隔1日治疗1次，10次为1个疗程。间隔3日再治。1～2个疗程可治愈。

【方义】

肾俞、京门属俞募相配，有补益肾气，固摄下元，升清降浊之功效。水分可泌别清浊。阴陵泉可加强利湿作用。膀胱俞、中极亦属俞募相配，可调膀胱，助气化，缩小便。诸穴合用，可使肾气得复，下元得固，气化复常，清升浊降，久疾获愈。

第十一节　尿　血

【临床表现】

血尿。

【治则】

清热利湿，凉血止血。

【处方】

膀胱俞、中极、阴陵泉、膈俞、血海。

【操作】

诸穴均用灸刺，速刺法。每日1次，一般患者经10余次治疗后症状可明显减轻或消失。

【方义】

本方所取膀胱俞、中极系俞募相配，可清热利水，疏调下焦气机。阴陵泉可醒脾，以增清热利湿作用。膈俞、血海有清热凉血止血作用，且可活血行血而不留瘀。诸穴合用，瘀热得除，血止淋通，诸症自愈。

第十四章　骨科疾病

第一节　背　痛

【临床表现】

以背部沉重冷痛为主，怕冷怕风，重如负锅，使人心烦难耐。X线检查胸椎不见异常。

【治则】

活血通络，温阳散寒。

【处方】

根据背痛位置取华佗夹脊4～6穴。

【操作】

取20mm毫针于所选华佗夹脊穴上顿刺。间隔1日针刺1次，10次为1个疗程。一般1次治疗后冷痛减轻。针3～7次后，重冷等不适感全无。为巩固疗效，可继续针治2次。

【方义】

华佗夹脊穴治疗范围较广。其中上胸部的穴位治疗心肺、上肢疾病，下胸部的穴位治疗胃肠疾病，腰部的穴位治疗腰、腹及下肢疾病。取背部对应夹脊穴治疗背部症状。

第二节　创伤性膝关节炎

【临床表现】

膝关节肿胀、疼痛，屈伸活动受限，行走不利，关节上方股四头肌有不同程度肌萎缩。病发时多伴有下肢骨折。彩超检查提示有不同程度关节积液及关节周围韧带损伤。

【治则】

行气活血，舒筋通络。

【处方】

阿是穴、梁丘、血海、犊鼻、内膝眼、足三里、阴陵泉。

【操作】

患者取卧位。穴位常规消毒。阿是穴，取20～25mm毫火针，根据穴位深浅，或直刺，或斜刺。梁丘、血海、阴陵泉取25mm毫火针，速刺法；针刺犊鼻、内膝眼穴，患者双膝下垫高，略曲成30°角，取30mm毫火针从膝缝进针，留刺法，留针5分钟；足三里，取35mm毫火针，留刺法，留针5分钟。间隔1日治疗1次，10次为1个疗程，疗程间隔5天。

【方义】

阿是穴、梁丘、血海、犊鼻、内膝眼、足三里、阴陵泉均为局部取穴，可行气活血，舒筋通络，达到消肿止痛效果。

第三节　弹响指

【临床表现】

弹响指以拇、中、示指多见。手指屈伸时，膨大的屈肌腱通过的狭窄环产生扳枪机样的动作及弹响声。拇指发生在掌指关节掌面籽骨与韧带形成的狭窄环处，其余各指多发生在掌指关节掌面屈指肌腱纤维鞘管的起始处。运动受限。

【治则】

温通筋脉，活血化瘀。

【处方】

阿是穴，患处手指掌指关节皮下可触及的硬性结节或压痛点。

【操作】

患者取坐位。在阿是穴（压痛点）处压出痕迹，常规消毒，以15mm毫火针点刺2～3针，然后嘱患者活动患指关节，不断做屈伸、牵拉运动，促使硬结内液体排出。嘱患处每日多做屈伸牵拉运动。注意保护针孔，避免感染。

每周治疗2次，最多治疗6次。

【方义】

火针具有，温通筋脉之功。取阿是穴，针后可使局部血液循环显著改善，对炎症吸收、消散起到良好作用，使筋脉屈伸运动自如。

第四节　肱骨内、外上髁炎

肱骨外上髁炎又称"网球肘"，肱骨内上髁炎又称"高尔夫球肘"。为临床常见病、多发病。症属中医"伤筋"范畴。

【临床表现】

压痛明显，疼痛部位固定不移，压痛且喜温，前臂内、外旋转受限，握物乏力，提物困难，握拳不紧，肘部怕冷，身不能卧向患侧。

【治则】

舒筋和脉，温通经络。

【处方】

主穴：以肱骨内、外上髁处及肱桡关节处压痛点和伸腕肌行走方向的广泛压痛点为穴。取1～2个点。

配穴：肱骨外上髁炎配曲池、手三里，肱骨内上髁炎配少海。

【操作】

患者分别取仰卧位和俯卧位，手放于肩外侧。选定穴位，用指甲切印，常规消毒。在肱骨内、外上髁处取穴不能偏向肘尖侧，应取曲池、少海侧的压痛点。阿是穴取15mm毫火针，用速刺法，连刺2针。曲池、手三里，取20mm毫火针，速刺法。少海，取15mm毫火针，速刺法。3天治疗1次，3次为1个疗程。嘱患者注意休息，保暖。治疗3～6次后观察疗效。

【方义】

曲池为手阳明经合穴，具有疏风解表、清热消肿之功能，主治手臂肿痛，手肘无力等症。手三里为手阳明大肠经穴，可清热通络，理气通腑，主治手臂麻木，肘挛不伸等症。少海为手少阴经合穴，宁心安神，主治上肢不举，肘挛等症。局部穴位合用，共奏活血化瘀，消肿镇痛之功效。

211

第五节　踝关节陈旧性扭伤

踝关节扭伤后，韧带撕裂，血管同时损伤出血，关节内瘀血。如治疗不及时将致使关节内形成慢性炎症。

【临床表现】

关节内滑膜增厚，压迫神经血管，造成血液回流障碍，致关节内粘连，关节活动受限，甚至产生骨质增生。增生后往往又可刺激关节滑膜，产生炎性渗出。关节内积液反复产生，疼痛反复发作，难以治愈。

【治则】

疏通经络，活血化瘀。

【处方】

阿是穴、阳陵泉、悬钟、昆仑、解溪、丘墟、申脉。

【操作】

患者仰卧，放松踝部。每次痛点加穴位共选择3~5个，常规消毒，以20mm毫火针速刺。针后有的针孔可放出淡黄色黏液少许。隔日治疗1次，避免穴位和针眼重复针刺。一般3~7次治疗后可痊愈，个别病人可根据情况酌情增加治疗次数。针后保护针眼，防止针孔感染。针后第2天可适当活动局部。

【方义】

阿是穴具有化瘀、松解、消炎、止痛的功能。阳陵泉为足少阳经穴，为筋会，有舒筋壮骨功能。悬钟即绝骨，属足少阳胆经，肾主髓，故取髓会绝骨，可疏肝益肾，强筋健骨。昆仑属足太阳膀胱经，有舒筋止痉的功能。解溪为阳明经要穴，可清胃降逆。丘墟属足少阳胆经，可通经泄热，疏肝利胆。申脉为足太阳膀胱经穴，八脉交会穴，通阳跷脉。"阳明多气多血"，诸穴合用，意在益气养血通络，益肾补肝以壮气血，使筋脉得养，功能得以恢复。

第六节　急性腰扭伤

【临床表现】

腰部疼痛难忍，稍一活动疼痛即加重。有明显的压痛点，压之有沉重酸痛感向下肢放射。

【治则】

舒筋活血，解痉镇痛。

【处方】

阿是穴（局部最疼压痛点）、十七椎下、委中。

【操作】

选用25mm毫火针，速刺阿是穴、十七椎下和委中。每穴刺1针，刺后可嘱患者前后左右活动腰部，以缓解软组织的痉挛状态。如还有痛点，则再速刺，每次不超过5针。间隔1日治疗1次。5次为1个疗程。

【方义】

十七椎下属于经外奇穴，毫火针刺之可解痉理气，对于周围神经、血管的功能起到良好的调节作用。委中属足太阳膀胱经，具有开窍舒筋的功能，用于腰背强痛的治疗。

第七节　肩胛提肌劳损

【临床表现】

患侧第1～4颈椎棘突及肩胛骨内上角处组织僵硬，压痛明显，在肩胛骨内上角处可触及条索样筋结，拨弹有响声。

【治则】

益气壮阳，温灸筋结，通疏经络，消聚散结。

【处方】

主穴：阿是穴。

配穴：大椎、大杼、肾俞、阳陵泉、委中。

【操作】

患者取舒适体位，针刺部位常规消毒。阿是穴用15mm毫火针散刺，深达肌腱与骨结合部，针后在针眼处拔火罐10分钟，起罐时有少量瘀血或淡黄色组织液渗出，用无菌干棉球擦尽。大椎、大杼、肺俞、肾俞取20mm毫火针，速刺法。阳陵泉取25mm毫火针，速刺法。委中取40mm毫火针，留刺法，留针5分钟。配穴每次选2～3个，针后用消毒干棉球重按针眼片刻。3日1次，每次取不同配穴。5次为1个疗程，疗程间隔5日。

【方义】

大椎为督脉、手足三阳经交会穴，可振奋一身之阳气。大杼为八会之骨会，是治疗脊椎及局部病变的要穴。补肾俞能温肾壮阳。阳陵泉为筋会，有清利肝胆、辅助肠胃之功能。委中穴具有开窍舒筋的功能，用于肌强痛或劳损、急性腰扭伤，有针到病除之功效。诸穴共享，可获良效。

第八节　肩周炎

肩周炎属中医学"痹证"的范畴，亦称为"漏肩风""五十肩""肩痹""老年肩"等，是中老年人的常见病、多发病。是肩部关节囊和关节周围软组织的一种退行性炎症。

【临床表现】

本病初起肩部酸痛、钝痛，向颈部和臂部放射，局部有压痛，夜间较白日严重，往往痛醒，晨起患处关节稍活动则疼痛有所减轻。肩部疼痛可致肩部的内旋、外展、上举、后伸动作受限制，不能梳头、脱衣等。如不及时治疗，病变组织2个月后就出现不同程度的粘连，肩部肌肉僵硬，呈条索状结节，一触碰到患肩即有撕裂样痛，疼痛常牵涉到颈部，出现功能障碍，影响工作与正常生活。2~3个月后则出现不同程度的肌肉萎缩。

【治则】

调理气血，舒筋活血，散风祛邪，滑利关节，通络止痛。

【处方】

患者关节活动受限制时，让其抬举患侧上肢，做梳头、叉腰、摸背等动作，在肩部肱二头肌上方及三角肌前后缘，即肩髎、肩髃、肩贞、臂臑附近按压寻找最明显的压痛点即为阿是穴。一般有3~6个最敏感的压痛点。条口、承山、足三里。

【操作】

阿是穴取20 mm毫火针。条口、承山、足三里取30~35 mm毫火针。每次治疗选取阿是穴2~3点，加条口、承山穴。阿是穴、承山、足三里用速刺法。阿是穴刺前或刺后让患者活动几下患肩，以找出最痛点再刺。加拔罐放血，效果更好。条口与承山对取。体质强，症状重，病程长者取双侧；反之取单侧（对侧）。虽病程长，症状重，但体质弱者亦取单侧（对侧）。条口用留刺法，留针5分钟，留针期间嘱患者活动患肩，做外展、上举等动作，幅度越大越好。年老体弱，病期较长的患者加刺足三里，反之不加。间隔1日治疗1次，7次为1个疗程，每疗程结束后休息3天。

在治疗期间，嘱患者自行加强肩关节的保暖和功能锻炼，如做爬墙、吊臂等运动，以巩固疗效，加快愈程。

【方义】

条口、足三里属阳明经，取同侧治疗，以疏通阳明之气。阳明为多气多血之经，以"上病下取"的原则，针之能调补气血，舒筋活络。承山为太阳经穴，太阳主一身之表，刺之能祛风散寒，祛瘀止痛。视患者体质病情，或取单侧（对侧），或取双侧，对症取穴。左肩痛取右下肢，右肩痛取左下肢。患肩对侧取穴乃效古人缪刺、巨刺之法。上取阿是穴，下取经穴，上下呼应；前取条口、后取承山，前后相配，则效专力宏，奏效显著而迅速。

第九节　顽固性尾椎痛

【临床表现】

尾椎痛除尾骨区触痛明显外，还可产生反复发作性疼痛，致使不能正坐或只能采用左右臀交替接触凳椅的坐法。有的排便不敢用力，造成大便困难。由蹲位站起的瞬间也会使疼痛加重。肛诊尾椎活动时亦伴有疼痛。

【治则】

疏经通络。

【处方】

主穴：长强、腰俞、八髎、阿是穴。

配穴：外伤加大杼，盆腔炎、慢性前列腺炎加阴陵泉、三阴交。

【操作】

长强穴，患者取截石位，穴位常规消毒后，30mm毫火针速刺。注意进针方向与直肠平行，避免刺中直肠。

腰俞、八髎穴（每次取其痛点1~2个）、阿是穴，伏卧位，取20mm毫火针速刺。阴陵泉、三阴交，取20~25mm毫火针，每次取单侧，留针5分钟。大杼，20mm毫火针，针尖向脊椎斜刺，每次单侧，留针5分钟，

间隔1日治疗1次，单侧穴位交替进行，5次为1个疗程，疗程间休息3天。

【方义】

长强、腰俞、八髎为尾椎局部穴，阿是穴为病灶，不通则痛，取之以促使经络疏通，活血止痛。大杼为八会之骨会，是治疗脊椎病变的要穴。阴陵泉、三阴交对盆腔炎、慢性前列腺炎致尾椎部疼痛者有清热利湿、通淋止痛功效。上述各穴相互呼应，标本兼治，从而使尾椎部疼痛解除。

第十节　腰椎退行性病变

腰椎退行性病变属于中医的"骨痹""腰腿痛"范畴。腰椎退行性病变是中老年人常见的慢性疾病。临床上根据X线检查确诊。

【临床表现】

腰痛渐进性出现并加重。早期腰部僵硬、酸痛，活动后减轻。发作与劳累及天气变化有关。由于脊神经受侵入性挤压，疼痛逐渐由酸痛至钝痛，且以坐骨神经痛为多见。

【治则】

温阳补肾，活血化瘀，散寒止痛。

【处方】

主穴：阿是穴，选择与增生部位相应的夹脊穴及其相邻上、下椎旁夹脊穴（双侧）。

配穴：肾俞、志室、气海俞、环跳、阳陵泉、风市、悬钟、昆仑等。

【操作】

阿是穴，用压、按、叩击方法在腰椎处寻出最痛点，取25mm毫火针顿刺。肾俞、志室、气海俞、阳陵泉、风市、悬钟、昆仑取20mm毫火针，速刺。环跳取40~45mm毫火针，速刺。

每次治疗选取阿是穴2~3对，配穴3~4个，局部常规消毒，均用顿刺法。针后规范处理。针刺穴位每次交替选用。3天治疗1次，6次为1个疗程。疗程间休息3天。

【方义】

肾为藏精之室，肾俞可益肾固精，补肾俞能温肾壮阳。志室与肾俞相通，气海俞有补气益肾，调经活络功能，主治腰肌劳损等症。环跳是足太阳经交会穴，可祛风除湿，通利关节。阳陵泉为筋会，有舒筋壮骨功能。风市是治疗外风的要穴，可活血祛风，通络化湿，主治腰膝酸痛，痿痹不仁等。悬钟为髓会，有疏肝益肾，强筋健骨功能。昆仑有舒筋祛风止痉之效。诸穴协用，可抑制阳气衰减，补益肾精亏虚，振奋督脉，祛除风寒，取得良效。

第十一节　足底痛

足底痛属中医"骨痹"范畴，包括跖痛和跟底痛。

【临床表现】

足底痛多为刺痛或灼痛，常常波及两踝，致使不能久立或远行。足底痛局部无明显红肿，个别会出现水肿、炎症等。

【治则】

温通经络，疏通气血，消炎止痛。

【处方】

主穴：阿是穴。

辅穴：太溪、昆仑、仆参、照海、水泉、然谷。

【操作】

取15mm毫火针，每次选最痛点及局部相邻穴位2~3处，速刺。痛点如有瘀血出，可用消毒的气罐拔之。刺后嘱患者活动患足，如走动、跺脚等，使足部产生温热感，改善周围组织血液循环。间隔1日治疗1次，5次为1个疗程。

【方义】

取阿是穴和患侧局部足少阴肾经及足太阳膀胱经腧穴能改善病变部位的血液循环，促进新陈代谢，消除病变周围软组织的水肿、炎症等病理变化。

第十五章　妇产科疾病

第一节　更年期综合征

更年期综合征属中医"郁证""脏躁""癫狂"等范畴。更年期综合征本病多见于女性，男性亦可罹患，但不多见。与年龄有密切关系。

临床上将妇女更年期综合征证候分为三大类。

一是心血管症状。主要为头面部血管扩张及不同部位的血管痉挛所致。表现为全身潮热，汗出，心悸。如发生冠状动脉痉挛可出现心绞痛。

二是精神、神经症状。包括头晕耳鸣，失眠，烦躁易怒，忧虑多愁，坐立不安，容易激动，焦虑抑郁，善疑多猜，委屈善泣，悲观厌世，记忆力减退等。严重时会出现类似精神症状。

三是新陈代谢障碍。表现为肥胖，倦怠乏力，关节疼痛，肌肉疼痛及骨质疏松等。女性患者常同时伴有月经周期紊乱或绝经等。

其严重程度可因人而异，轻者经几个月自我调节，可形成新的内分泌环境，部分症状较重者甚至可影响正常生活和工作。

一、肝气郁结型

【临床表现】

颜面阵发性潮红，出汗，手足心热，心悸，口干，耳鸣，失眠，眩晕，情绪易激动或忧郁，舌质红，脉细数，血压偏高。

【治则】

清心醒脑，平肝潜阳。

【处方】

主穴：百会、风池、太溪、太冲。

配穴：烦热加照海、涌泉，腰酸痛加肾俞、腰阳关。

【操作】

患者取卧位，选穴常规消毒。

百会，取10～15mm毫火针，用斜针直刺法，刺至骨膜。风池、腰阳关、肾俞、太冲、照海、涌泉，取20mm毫火针，顿刺法。太溪，取25mm 毫火针，顿刺法。双穴每次针刺一侧，交替使用。隔日1次，10次为1个疗程。

【方义】

太冲是足厥阴肝经原穴，太溪为足少阴肾经原穴，二穴相配，可平肝益阴。百会、风池可治头痛眩晕。诸穴共收清心醒脑、滋阴潜阳之效。

二、脾胃两虚型

【临床表现】

神疲肢怠，面浮肢肿，面色苍白，纳少腹胀，大便溏泄，舌淡苔薄，脉沉细无力。

【治则】

补脾养胃，滋阴潜阳，健脾强肾。

【处方】

主穴：中脘、气海、章门、脾俞、肾俞、足三里。

配穴：便溏加天枢，浮肿加关元。

【操作】

中脘、天枢、气海、关元、章门、脾俞、肾俞各穴取20mm 毫火针，足三里取30～35mm毫火针。中脘、足三里用留刺法，留针5分钟；余穴用速刺法。双穴每次针刺一侧，交替使用。间隔1日治疗1次，10次为1个疗程。

【方义】

脾俞配胃募中脘、脾募章门，以补益脾胃。气海为任脉之要穴，关乎脐下肾间动气（即元气），是处为先天元气之海，既可补气又可理气。针刺该穴可补肾壮元，益气和血，调理冲任。足三里为强壮要穴，补中州以助运化。肾俞可补益命火，温煦中焦。诸穴合用可使气机调畅，健脾强肾，以益后天。

三、痰湿阻滞型

【临床表现】

形肥体胖，脘腹胀满，嗳气吞酸，恶心食少，胸闷吐痰，浮肿便溏，苔腻脉滑。

【治则】

调理气机，培正扶元。

【处方】

膻中、中脘、气海、丰隆、支沟、三阴交。

【操作】

患者取卧位，选穴常规消毒。膻中、支沟、中脘、气海、丰隆、三阴交，取 20mm 毫火针。中脘、三阴交穴留刺法，留针 5 分钟。余穴均用速刺法。双穴每次针刺一侧，交替使用。间隔 1 日治疗 1 次，10 次为 1 个疗程。

【方义】

脾为生痰之源，脾胃气滞，失于运化，则痰湿内阻，故取膻中、中脘、气海，理气导滞。合手少阳三焦经支沟，调理气机，气机畅通，脾胃健运，则痰湿可除。三阴交为脾经穴，又为足太阴、少阴、厥阴之交会穴，取之可补益肝肾，健脾生血，祛湿化痰。更配以丰隆，诸穴合参，培正扶元以治其本。

第二节　痛　经

痛经是妇科临床常见疾病之一，多见青年女性。中医学亦称"经行腹痛"。

【临床表现】

行经前后或经期出现小腹或腰部疼痛，或痛及腰骶部。少数患者可伴头晕头痛，面色苍白，冷汗淋漓，手足厥冷等症状，严重时剧痛难忍，恶心呕吐，甚至出现昏厥。

【治则】

疏通经脉。

【处方】

1组：承山、太溪、阿是穴。

2组：合谷、关元、足三里、三阴交。

治疗中随症加减，气滞血瘀加血海，寒气凝滞加地机，肝气郁滞加太冲，气血虚弱加肾俞、气海、中极。各症均可加女福穴。

【操作】

实证于经前1周治疗，虚证于经后治疗。针前嘱患者排尽尿液。患者仰卧位，穴位常规消毒。

首次治疗，承山穴取30mm毫火针，太溪取25mm毫火针，阿是穴取20mm毫火针。先刺阿是穴（小腹疼痛点或按之痉挛跳动处），速刺法。出针后嘱患者稍息，改为俯卧位，毫火针留刺承山穴（双侧）、太溪穴（双侧），两穴均留针5分钟。

二次治疗取2组穴位。关元取20mm毫火针，足三里取30mm毫火针，三阴交取20毫火针。患者仰卧位，穴位常规消毒后，毫火针速刺关元穴，然后毫火针留刺足三里（双侧）、三阴交（双侧），均留针5分钟。

两组穴位交替使用。间隔1日治疗1次。每次经期治疗4次，连续治疗3个月经周期。针后嘱患者保持针眼干燥，以防针眼感染。

配穴随症使用。均用速刺法。治疗时可根据病患情况选用女福穴，取20～25mm毫火针，用顿刺法。

【方义】

承山属足太阳膀胱经，夹脊抵腰中，和带脉相会，绕带脉又冲激任督二脉，可除胞宫之寒滞，运行气血，温煦下焦。太溪属足少阴肾经，抵阴谷，贯脊会督脉，环出于前，循商曲，贯肝而入肺，可补益气血，滋补肝肾，调理冲任。针刺承山、太溪，能疏通足太阳膀胱经，通调肾经。

膀胱经和肾经互为表里，互为补充。此阴阳二经的配伍，符合明代杨继洲所说"圣人之定穴也，有奇有正"。"奇""正"是指阴、阳、表、里相反相成，相互为用。舒筋散寒、活血通络的承山与滋阴补肾、调理冲任的太溪的配伍正是这种奇正关系的体现。因此，针刺承山、太溪可以通行气血，调理冲任，温煦下焦，滋补肝肾，平衡阴阳，调整内脏功能，可使子宫痉挛引起的剧烈疼痛得到缓解。

三阴交为足太阴脾经穴，为足三阴经交会穴，可疏肝理气，通调足三阴经以行气血，气血通调，胞脉则安。足三里可健脾强胃，气血充足，生化有源，则胞脉得以涵养。三阴交配以足三里，补脾胃而益气血，气血充足，冲任调和，经血通畅。关元有调气血，补肾虚的功能，可温补下焦之元气，调理冲任，而且可调一身之元气。气为血之帅，血为气之母，气行则血行，气血通调，则无疼痛之源。合谷止痛、止吐，为治疗痛经之经验穴。

第三节　闭　经

女子年逾18岁尚未行经，或行经后又连续停闭达3个月以上者称闭经。终未来经者称"原发性闭经"，来而又返者称"继发性闭经"。

【临床表现】

血滞闭经主要表现为即发型，滞而不通。烦躁易怒，精神抑郁，胸胁胀满，舌质紫暗或有瘀点，小腹胀痛拒按，脉沉弦者，为气血瘀滞。形寒肢冷，喜暖益温，小腹冷痛，苔白脉沉迟者，为寒凝血滞。形肥体胖，白带量多，胸胁满闷，神疲倦怠，苔腻脉滑者，为痰湿阻滞。

血枯闭经主要表现为渐进型，先是经期不准，先后错落；继而经量不足，逐渐减少，终至闭止。肝肾不足，则时伴头晕耳鸣，腰膝酸软，口干咽燥，五心烦热，潮热汗出，舌质红，脉象弦细。血亏不足，则面色㿠白，皮肤干燥，形体消瘦，舌淡脉细。脾胃虚弱，则心悸怔忡，气短懒言，神倦肢软，纳少便溏，舌质淡，脉象细弱。

【治则】

温通经络，活血化瘀，理气补血，强健脾肾。

【处方】

主穴：三阴交、关元、天枢、气海、归来。

配穴：气滞血瘀配膻中，气血虚弱配中脘、肝俞、脾俞、肾俞。

【操作】

嘱患者排空膀胱，先取仰卧位，后取俯卧位。胸部膻中，取20mm毫火针，斜针直刺，速刺法，使针感向胸胁部放散。天枢、关元、三阴交，取

20mm毫火针，留刺法，留针5分钟。腹部中脘、气海、归来，背腰部肝俞、脾俞、肾俞，均取20mm毫火针，用速刺法。每次按型选穴，双侧穴者均取单侧，间隔1日治疗1次，交替进行。10次为1个疗程，疗程间隔1周。一般2~3个疗程月经得以来潮。

【方义】

三阴交为三阴经交会穴，又为回阳九针穴之一。三阴交能温三阴经之阳气，可扶脾胃，疏滞气，调血室。对肝、脾、肾有通调作用。关元是小肠募穴，为三焦之气所发，元阴元阳交关之所，故为精血之室。火针刺之能温经活血，暖宫散寒，补益三焦之气。天枢为大肠经募穴，有调中理气之效。天枢乃气机升降之枢纽，故前人有天枢行气行血之说。其有活血祛瘀之作用，刺之可达到治疗瘀血闭经之目的。气海属任脉，统纳气机，有调气、行气、祛瘀之功，火针刺之可益气助阳。归来素有通经活血之功效。膻中为八会穴之一，又称气会，能统治一切气郁之病。中脘为胃之募穴，又是腑会之处，火针刺之即能温升诸腑之阳气，又能温中健脾，贻养万物。肝俞、脾俞、肾俞为治闭经之要穴。补脾俞能健脾生新，补肾俞能温肾壮阳，补肝俞得以滋肝养血。诸穴相伍，开瘀行滞，养血通经，效如桴鼓。

第四节　子宫肌瘤

子宫肌瘤又称子宫纤维肌瘤，是子宫的实性、良性肿瘤。相当于中医"石瘕"一病，是女性生殖器官中最常见的良性肿瘤，多发于30~50岁妇女。

【临床表现】

子宫肌瘤的典型症状为子宫逐渐增大，较坚硬，多于下腹触及肿块，一般无触痛，时感腹痛，月经量多，继发贫血，有坠痛及腰背部酸痛，尿频，排尿困难，尿潴留或便秘，下肢水肿，少数有疼痛感。身倦乏力，头晕，心慌，五心烦热，舌淡，脉缓而细弱。也有一些患者无自觉症状。

【治则】

活血化瘀，消癥散结。

【处方】

主穴：关元、中极、水道、归来、痞根、中空。

配穴：气滞血瘀配曲池、合谷、照海，气虚血瘀配曲池、照海、足三里、肾俞，痰瘀互结配曲池、合谷、足三里。

【操作】

操作前嘱患者排空膀胱，穴位常规消毒。关元、中极，水道、归来、痞根、中空，取20mm毫火针。关元、中极，水道、归来各穴先后用留刺法速刺，留针5分钟。痞根、中空穴用速刺法。随症配穴用速刺法。

每次主配穴刺8针左右。间隔1日治疗1次。10次为1个疗程，疗程间隔1周，治疗3个疗程。

【方义】

中极、关元均为任脉与足三阴经交会穴，可补冲任及肝、脾、肾经之气，用以调血，推动气血运行，制约经血妄行。中极、关元又为深部近膀胱及胞宫之穴，故对泌尿生殖系统的疾病疗效较好。水道、归来为足阳明胃经在下腹部的穴位，可加强调理冲任、活血化瘀的作用。痞根为经外奇穴，善治腹内痞块，散结消痞，治疗一切瘀滞之症。中空为腰背部奇穴，善治腰部疾病，为治疗女性生殖系统疾病的经验穴，有温补下元，除湿祛浊之功。

第五节　不孕症

凡夫妇同居3年以上，丈夫身体健康，其妻仍不能受孕，或曾受孕，但间隔3年以上未再受孕者，称为不孕症。

【临床表现】

患者临床常见经带不调，月经2～3个月一行，量少，色淡，或量多、质稠、色黄、有异味，月经周期紊乱，经前腹痛剧烈，或少腹隐痛；性欲低下，腰膝痿软，四肢寒冷，神疲倦怠，小腹冷痛，乳房作胀，面色萎黄。四肢乏力，喜暖，心悸，不寐，舌苔白，脉沉。

【治则】

补益肾气，调理气血。

【处方】

近端取穴：中极、气海、关元、子宫、曲骨、横骨、中空、泉门、龙门、玉门。

远端配穴：肝俞、脾俞、肾俞、足三里、阴陵泉、三阴交、太溪。

【操作】

腹部中极、气海、子宫、关元、曲骨、横骨穴取 20mm 毫火针，针刺前要排空小便，以防伤及膀胱。阴部穴位取 15mm 毫火针，点刺法，每次点刺一下。针后防止针眼感染。背部穴脾俞、肝俞、肾俞，取 20mm 毫火针，速刺法。

腿部穴位足三里取 30mm 毫火针，阳陵泉、三阴交取 20mm 毫火针，太溪穴取 25mm 毫火针，太冲取 20mm 毫火针，均用速刺法。

治疗于患者月经干净后第 1 天开始，治疗前应清洗阴部，剪除阴毛，以利于火针刺针及保护针眼。每次治疗选 7～9 个穴位，双侧穴交替进行。

第 1 次取关元、横骨、泉门、子宫、肝俞、足三里、三阴交。

第 2 次取中极、曲骨、子宫、脾俞、阴陵泉、太溪。

第 3 次取气海、横骨、玉门、子宫、脾俞、阴陵泉、太溪、太冲。

第 4 次取关元、曲骨、子宫、肾俞、肝俞、足三里、三阴交。

第 5 次取中极、横骨、龙门、子宫、脾俞、阴陵泉、太溪、太冲。

第 6 次取气海、曲骨、子宫、肝俞、足三里、三阴交。

隔日 1 次，10 次为 1 个疗程。

【方义】

中极、气海、关元为任脉穴，主胞胎，能调节诸阴经之气，用以调血，调理下焦，有保养胎儿的作用。中空、子宫诸穴合用，可营血，理带，通经，温补下元，有除湿祛浊之功，为治疗女性生殖系统疾病的经验穴。

肝俞藏血、肾俞造血、脾俞统血，足三里是全身强壮穴，阴陵泉、三阴交和太溪是足阴经之要穴，曲骨、横骨填补真气，益精，调节自主神经功能。泉门、龙门和玉门三穴，均为奇穴，主治女性阴冷、不孕、子宫脱垂、阴道痉挛等症，为治疗不孕症的经验效穴。

肝肾相配，诸穴调用，共奏温肝养肾之能。旨在补气通络，鼓舞正气，活血化瘀，提高机体的免疫功能，调和内分泌机制，改善盆腔供血，调动生殖系统功能。

第六节　产后缺乳

产后缺乳属中医"缺乳"范畴。乳汁的化生源于气血，无气则乳无以化，无血则乳无以生。

【临床表现】

产后缺乳或乳汁不足。

【治则】

补益气血，疏肝理气，通络下乳。

【处方】

主穴：膻中、膺窗、乳根、通乳、足三里、少泽。

配穴：气血虚弱（虚证）配肝俞、脾俞、三阴交、合谷；肝郁气滞（实证）配太冲、内关、公孙。

【操作】

少泽、膻中、膺窗、乳根、通乳，取15mm毫火针；内关、太冲、公孙、脾俞、肝俞、三阴交，取20mm毫火针；合谷取25mm毫火针；足三里取30mm毫火针。

患者取仰卧位，全身放松，常规消毒。主穴先取足三里，再取乳通、乳根、膻中、膺窗。足三里留刺法，留针5分钟。乳通、乳根、膻中用速刺法。少泽用毫火针点刺放血。

配穴随症取穴，均用速刺法。每次取7～8个针刺点，轮流刺之。每日1次，5次为1个疗程。

【方义】

膻中为气之会，通过针刺可以达到疏肝理气之功效。膺窗为阳明胃经穴，位于胸膺下通乳中，具有疏泄开通胸膺郁气之功，调治乳汁分泌不足。乳根和通乳有宽胸增乳功能，善治乳汁少，乳汁分泌不足等乳房疾病。上述三穴皆为近端取穴，意在理气通络。

足三里为胃经之合穴，脾俞、肝俞为脾、肝在背之俞穴，三穴合用，化源足则乳汁自足。少泽为小肠之井穴；三阴交属脾经，为肾经、小肠经、三焦经之交会穴，又是八会穴之气会，二穴刺之均可宣郁气，疏通乳络。取内关、公孙可助心脾而调整消化功能。足三里、少泽、太冲，加之合谷、内关，均为远端取穴，意在健脾益胃，补益气血，平肝祛郁，扶正培元。上方合用，则水谷得化，乳汁得生，乳络通畅，本病自愈。

第七节　陈旧粘连性附件炎

附件炎分为卵巢炎和输卵管炎。

【临床表现】

急性期症状为恶寒，发热，下腹部疼痛，脓性分泌物增加，恶心，呕吐等，为细菌所致。慢性期表现为下腹部钝痛，腰痛，月经期加重，可出现分泌物增多或经期外出血。

【治则】

祛邪止痛，疏经导气。

【处方】

中极、中极弧九穴、足三里、三阴交。

【操作】

患者取卧位，穴位常规消毒。中极穴取20mm毫火针，速刺法。中极弧九穴取20mm毫火针，速刺法，浅刺不伤及腹膜。每次针刺只取单数穴5个，或双数穴4个。再次治疗则单数穴与双数穴交替针刺。足三里穴取30mm毫火针，三阴交穴取20mm毫火针，留刺法，留针5分钟。

隔日治疗1次，10次1个疗程，2个疗程后进行疗效评定。

【方义】

中极属任脉，为足三阴与任脉交会穴，通于胞宫，可理气活血，调理冲任，疏通胞脉。中极弧九穴是本着"经脉所过、主治所及"的原则确定的，可疏通经络，活血化瘀。从经脉角度看，中极弧9个针刺点连成的弧线与脾经、胃经、肾经以及冲、任脉相交，与带脉在小腹部几乎相印。从解剖角度看，中极弧9个针刺点深部为子宫及附件所在。从疼痛部位看，慢性附件炎的病人疼痛部位在两侧下腹部。因此，中极弧9个针刺点具有调理诸经，行气活血，祛邪止痛的作用。中极弧九穴多刺，有助改善局部血液循环，加强局部营养供应，从而促使局部炎症吸收。足三里，健脾胃，益中气；三阴交，疏肝理脾，补益肝肾。上述诸穴相配标本兼治，攻补兼施，达到"通经导气，针至病除"的效果。

第八节　妊娠呕吐

妊娠呕吐属中医"恶阻"范畴。一般受孕3个月便有此反应。反应敏感的人甚至不能正常饮食，直接影响孕妇和胎儿的营养摄入。

【临床表现】

时时恶心，呕吐，又吐不出来，不思饮食，影响食欲。

【治则】

健脾和胃，降逆止呕。

【处方】

主穴：翳风、足三里。

配穴：胃虚型配太冲、内关，肝热型配太冲、阳陵泉，痰浊型配丰隆、内关。

【操作】

操作的原则是少刺、浅刺、速刺。因此每次治疗，主穴取一侧翳风，另一侧足三里。配穴只取1~2个，交替使用。

针刺翳风穴，患者取侧卧位，垫好枕头，防止刺时头部移动。取15mm毫火针，速刺法。足三里、阳陵泉取25mm毫火针，丰隆、内关取20 mm毫火针，太冲取15mm毫火针，患者仰卧或半侧卧，穴迎针随，自然取之。各穴均取速刺法。患者刺后卧床休息10分钟。

间隔1日治疗1次，待病情缓解后可减为3日1次，10次1个疗程。

应用本法一般治疗2次后恶心呕吐会明显好转，4～5次后呕吐停止，1个疗程内食欲正常。

【方义】

翳风为手少阳三焦经穴，三焦主运行水谷，切中病机，其症自平，且本穴避开肚腹腰骶部易致流产部位，操作相对安全。足三里为足阳明之合穴，"合治腑病"，能养血平肝，使浊气下降。太冲穴为足厥阴肝经之原穴，原气所属处，为气血盛大的交通要道，具有平肝息风、化湿祛郁功能。内关为心包经的络穴，别走三焦经，又是八脉交会穴之一，通于阴维脉，具有宁心安神、疏肝降逆、调和脾胃之效。阳陵泉属足少阳胆经。足少阳经所入为"合"，八会穴之一，为筋会，有清利肝胆、辅助肠胃之功能。丰隆是足阳明之络穴，能健脾和胃，化痰降逆。

诸穴协调用之，可达调中降逆，理脾和胃之效。故治之恶可止，每获良效。

第九节　急性乳腺炎

急性乳腺炎属中医"乳痈"范畴，多发于哺乳期产妇，尤以初产妇多见。

【临床表现】

急性乳腺炎多发于产后3～4周。初期乳房胀痛，可出现大小不等的硬结肿块，乳汁排泄不畅，并伴有全身恶寒发热，寒热不退，周身不适等症状。继而肿块增大红肿，大则可至10cm×10cm，质硬，边界不清，明显触痛，重者可酝酿成脓水。

【治则】

疏肝解郁，清热通络；泄热消肿，开郁散结；行气化瘀，清热通乳。

【处方】

主穴：肩井、乳根(患侧)、足三里、阿是穴。

配穴：肝气郁结型配行间，实热闭证型配心俞、内关，气滞血瘀型配膻中。

【操作】

肩井、乳根、心俞、内关、行间、膻中、阿是穴取20mm毫火针，用速刺法。足三里取30mm毫火针，灸刺之。间隔1日治疗1次。

【方义】

肩井为治疗乳痈的经验穴，系手少阳、足少阳、足阳明和阳维的交会穴，针刺之可通调各经经气，既能疏泄肝气之郁结，又能泄胃经之积热，并使腐肉除，新血生。乳根乃胃经之所过，足三里乃胃经之合穴，刺之可通足阳明之腑热。取乳根、膻中，重在泄热，疏通气机，开其结。内关为手厥阴经的络穴，可宣泄厥阴壅滞，宽胸理气。心俞可泄邪热，消郁结。行间能疏泄肝经之郁结。阿是穴，毫火针刺之可疏畅气血，祛除患部气血之壅遏。上穴配用，可共达疏肝解郁，泄热散结之功效。

第十节　席汉氏综合征

席汉氏综合征属常见的垂体前叶功能减退症。

中医学此病无相应的病名，随本病之发生、演变及主要症候，分别可归于"产后血晕""闭经"及"虚劳""劳瘵"等范畴。

【临床表现】

本病常以闭经为主要表现，为产后大出血所引起，有脱毛（眉毛、阴毛、腋毛、头发），内、外生殖器萎缩，性欲及性特征衰减等症状。

【治则】

补益气血，温肾健脾。

【处方】

1组：中脘、关元、三阴交。

2组：膈俞、脾俞、胃俞、肾俞、太溪。

【操作】

中脘、关元、膈俞、脾俞、胃俞、肾俞、太溪，取20mm 毫火针，三阴交取15～20mm 毫火针。患者取卧位，选穴常规消毒。1组中脘、关元用留针法，留针5分钟；三阴交用顿刺法。2组膈俞、脾俞、胃俞、肾俞用留针法，留针5分钟；太溪穴用顿刺法。双穴每次针一侧，两侧穴交替使用。两组穴交替使用，每日1次，10次为1个疗程。治疗期间，嘱患者禁用镇静、安眠药物。注意休息、保暖，进高热量、高蛋白、高维生素饮食。

【方义】

关元、肾俞，补益命门之火，中脘、脾俞、胃俞振奋脾土，三阴交、太溪滋肝补肾，膈俞调和血脉。诸穴合用，从而调理脾肾，使阳气得复，化生有源，气血渐生，冲任自调，诸症皆除，可收到满意效果。

第十一节 阴 痒

阴痒是妇科疾病中较为常见的一种，中医学亦称"阴痒"。是以妇女阴道内或外阴部瘙痒，甚则痒痛难忍，坐卧不宁为特征的一种病证，有时波及肛门周围。

【临床表现】

本病婴幼儿、成年及老年妇女均可发生，但绝大多数患者为成年妇女。病轻者仅子夜或就寝前呈阵发性外阴瘙痒，瞬间即止；病情严重者，阴部瘙痒灼痛，即使搔抓，亦不能减轻症状。甚则坐卧不安，心烦少寐，带下量多，色黄质稠，脘闷纳呆，大便溏薄或不爽，口苦泛恶，舌质淡红，苔腻，脉濡或滑数。病程过长使病人失眠，形体虚弱，情绪急躁。患者皮肤瘙痒过久，可呈苔藓样硬变及肥厚。

【治则】

清热利湿，解毒杀虫，滋补肝肾。

【处方】

主穴：阿是穴、会阴。

配穴：湿热下注配曲池、阴陵泉、三阴交；病虫侵袭配血海、三阴交、蠡沟。

【操作】

针刺会阴穴及阿是穴时，患者取截石位。注意阴部的消毒要彻底，除去必要处的阴毛。针后注意卫生，防止感染。余穴均取仰卧位。阿是穴，取

20mm 毫火针，散刺法，点刺 2~3 针，深度 1~3 分。会阴、曲池、阴陵泉，取 25mm 毫火针；血海、蠡沟、三阴交，取 20mm 毫火针。会阴、曲池、血海，用留刺法，留针 5 分钟。余穴用顿刺法。每日针刺 1 次，3 次后间隔 1 日治疗 1 次，10 次为 1 个疗程。

【方义】

阿是穴促进局部的气血运行，从而达到修补病理损伤的作用。会阴可通调气血，解毒祛邪以止痒。曲池可清泄邪热。阴陵泉、三阴交可健脾化湿。血海可清血中之热，又可杀虫。三阴交、蠡沟可清热止痒。

第十六章 男科疾病

第一节 性神经衰弱

性神经衰弱属中医"阳痿"范畴。

一、命门火衰型

【临床表现】

症见阳痿。阴茎痿软，不能勃起。伴头晕耳鸣，腰腿酸软，形寒肢冷，小便清长。

【治则】

温补肾阳。

【处方】

关元、气海、命门、肾俞。

【操作】

上述穴位灸刺之，速刺法。肾俞取左右双侧穴位。隔日治疗1次，10次为1个疗程。

【方义】

本方所取关元、气海灸刺之，以温补下元；取肾俞、命门灸刺之，以补肾而壮阳，肾气盛则举阳有权。

二、心肾不交型

【临床表现】

症见阳痿。阴茎痿软，不能勃起，伴头晕目眩，腰酸腿软，夜寐梦多，心悸健忘，纳呆。

【治则】

温肾壮阳，交通心肾。

【处方】

命门、神门、气海、关元、足三里、三阴交、太溪。

【操作】

上述穴位灸刺之，速刺法。双侧穴位每次取单侧，两侧交替使用。间隔1日治疗1次，10次为1个疗程。

【方义】

本方所取足三里、三阴交、气海、神门、太溪可交通心肾，宁心安神；取关元以温补元阳而疗诸虚百损；取命门可鼓舞命门之火，温肾壮阳而获效。

三、肾阴虚型

【临床表现】

阳事不举，伴腰膝酸软，精神萎靡。

【治则】

滋阴补肾，益肾固精。

【处方】

命门、关元、肾俞、三阴交。

【操作】

上述穴位灸刺之，顿刺法。肾俞、三阴交取单侧穴位，交替选用。间隔1日治疗1次。10次为1个疗程。

【方义】

本方取命门培补肾阳不足；关元为小肠经募穴，是任脉和足三阴经之交会穴，可补肾培元，益气和血，使元气得充；三阴交为足三阴之交会穴，可健脾益气，调补肝肾；肾俞为肾之背俞穴，可滋阴补肾，益肾固精。诸穴合用，可达滋阴补肾，益肾固精之目的。

四、肝郁肾虚型

【临床表现】

症见阳痿不举，伴小腹隐痛。

【治则】

滋补肝肾，益精壮阳。

【处方】

关元、命门、肾俞、三阴交、太溪、次髎、神阙、气海。

【操作】

艾条温灸神阙，余穴灸刺之，顿刺法。太溪、次髎、肾俞、三阴交每次取单侧穴位，交替选用。间隔1日治疗1次。10次为1个疗程。

【方义】

因肾与膀胱相表里，故取次髎，以激发膀胱经之经气；取任脉关元、肾经原穴太溪与之相配，并灸刺命门、肾俞、气海，艾灸神阙，以增强壮元阳、益精气的作用。三阴交协同肾俞等穴，以调节肝肾，使肾气作强，故阳痿可愈。

五、肾精亏损型

【临床表现】

症见阳痿。头晕困乏，口干发渴，腰痛遗精。

【治则】

补肾益精。

【处方】

肾俞、关元、腰阳关、然谷、复溜、三阴交。

【操作】

上穴灸刺之，速刺法。每日针1次，每次取3~5穴，10次为1个疗程。

【方义】

本方取肾俞，以补肾益精；取关元、腰阳关，用以调和阴阳；然谷、复溜乃肾经穴，三阴交乃脾经穴，三者相配补肾填精。诸穴共用，可获良效。

六、肝郁命门火衰型

【临床表现】

阳痿。

【治则】

疏肝温肾壮阳。

【处方】

主穴：气海、关元、肾俞、命门、三阴交、归来、次髎、太冲。

配穴：心俞、胆俞、肝俞、足三里、太溪。

【操作】

上述穴位灸刺之，速刺法。每日1次，每次取3~4个穴位，10次为1个疗程。1~2个疗程可治痊愈。

【方义】

本方取太冲、肝俞、胆俞，以疏调肝胆之气；取肾俞、命门、关元、气海、太溪等穴，旨在益肾壮阳，增强补肾壮阳、强身健体之力，故能收其良效。

第二节　早　泄

【临床表现】

性交未交或欲交时射精。伴头昏神疲，腰酸口苦，尿黄少，急躁易怒。

【治则】

健脾化湿，平肝益气。

【处方】

关元、中极、足三里、阴陵泉、太冲、曲池。

【操作】

上述诸穴灸刺之，速刺法。间隔1日治疗1次，10次为1个疗程。

【方义】

本方取关元，以补下元之气；中极宣州都之气化，使湿热由小便而出；足三里健脾化湿；阴陵泉清利下焦湿热；太冲平肝潜阳，配曲池则清泻肝火。诸穴协用，可达平肝健脾益气目的。

第三节　滑　精

滑精，指不因性生活而精液遗泄的病证。无梦而遗为"滑精"。总由肾气亏虚，精关不固所致。

【临床表现】

滑精，日滑精2~3次，尿有余沥。

【治则】

补益肾精。

【处方】

肾俞、京门、复溜、气海。

【操作】

上述诸穴灸刺之，顿刺法。间隔1日治疗1次，10次为1个疗程。1~3个疗程诸症消失。

【方义】

本方所取肾俞、京门，系俞募相配，并取足少阴之经穴复溜，以补益肾气。取气海以填补下元，增益真气。上穴合用，可获强肾收精之效，使滑精之疾消失。

第四节 遗 精

遗精，指不因性生活而精液遗泄的病证。有梦而遗精为"梦遗"。本病总由肾气不能固摄所致。

一、心肾不交型

【临床表现】

症见夜梦遗精，伴精神不振，头昏耳鸣，倦怠乏力，腰背酸楚，记忆力减退，饮食无味。

【治则】

清心安神，交通心肾。

【处方1】

关元、肾俞、三阴交、心俞、神门。

【操作1】

上述穴位灸刺之，速刺法。双侧穴位取单侧，交替进行。初每日1次，3日后间隔1日针刺1次，10次为1个疗程。

【方义1】

本方取关元以填下元之虚，取肾俞、三阴交以补肾阴之亏，心俞、神门可降心火以安神。诸穴合用，共奏交通心肾之功效。

【处方2】

关元、志室、三阴交、命门。

【操作2】

上述穴位灸刺，速刺法。双侧穴取左右两侧，间隔1日治疗1次，针治1周后，可间隔2~3日针治1次。10次为1个疗程。

【方义2】

本方取关元，为足三阴与任脉之会，人身元气之本，用以振奋肾气；配志室以固摄精关。三阴交为足三阴经交会之穴，有滋阴降火、交通心肾之作用。复灸刺命门，以增强培本固元之效。诸穴配伍，有固本补阳、交通心肾之功效，以达治愈目的。

二、肾阴阳失调型

【临床表现】

症见遗精，盗汗。伴头昏纳差，四肢怕冷，全身无力，夜尿多。

【治则】

滋阴补肾，固涩止遗。

【处方】

1组：肾俞、脾俞、命门、三阴交。
2组：关元、中极、内关、足三里。

【操作】

上述穴位灸刺之，速刺法。每次取一组穴位，两组穴位交替进行。每日1次，10次为1个疗程。1~2个疗程诸症消失。

【方义】

本方所取肾俞、脾俞，可补肾健脾；灸刺命门，可温煦肾阳。三阴交为足之三阴经之交会穴，取命门、三阴交两穴，可调整一身之阴阳。取关元、中极，可回阳固本；内关通于阴维，刺之可使阴阳平和；足三里可补益一身之气，固表止汗。诸穴相伍，补肾健脾，固涩止遗，可获良效。

第五节　男性不育症

一、肝火亢盛型

【临床表现】

不育伴心烦易怒，两胁胀痛。

【治则】

疏肝通窍生精。

【处方】

1组：中极、曲骨、阴廉、太冲。

2组：膈俞、次髎、大椎、命门。

3组：气海、三阴交、腰阳关、长强。

【操作】

三组穴位交替进行，每日1次，灸刺之，速刺法。10次为1个疗程。疗程间休息5日。治疗3月余，诸症消失。

【方义】

本方取太冲，以疏肝行气；气海、中极、曲骨、阴廉，以近端取穴引下元之气。三阴交为脾肾肝三经交会穴，有滋养肝肾的作用。灸刺血之会膈俞，生殖系统疾患的经验穴次髎、腰阳关、命门、长强、大椎，有活血化瘀，通窍生精之功。不育属实证者，三组穴位与灸刺相配合，可起到增强疗效，缩短疗程作用。

二、命门火衰型

【临床表现】

症见精液量少，存活率低，存活精子不能呈直线运动。伴精神萎靡，手足清冷畏寒，身体困倦，腰膝酸软。

【治则】

温肾壮阳。

【处方】

1组：命门、肾俞、志室、太溪。

2组：关元、气海、足三里、三阴交。

【操作】

以上两组处方交替使用，灸刺之，顿刺法。每日治疗1次，1次取6～7穴，左右穴位交替使用。10次为1个疗程。疗程间休息3日。嘱患者在治疗期间保养肾气。治疗2个月，患者的精神、睡眠、食欲均可有好转，精子数量、存活率、活动能力可有提高。再治疗2个月，精子数量形态可达正常。

【方义】

本方取命门、肾俞、志室、太溪，以温阳补肾；关元为人体元气之门户，故灸刺之可使元气充足，虚损得复；配以气海、足三里、三阴交，可健脾胃之气，以补气血生化之源。诸穴同用，相互协调，共奏温肾壮阳之功效。

三、心肾不交型

【临床表现】

精液无精子，常伴有阳痿。

【治则】

宁心益志，补肾壮阳。

【处方】

1组：神门、太溪、肾俞、精宫、石关、肝俞、太冲、蠡沟。

2组：足三里、三阴交、气海、关元、中极、命门。

【操作】

以上2组穴位，灸刺之，速刺法。间隔1日选用1组，双侧穴每次取单侧，两组、两侧交替使用，10次为1个疗程。2～3个疗程治疗诸恙消退，身体健康，精液正常。

【方义】

本方取足少阴肾经之原穴太溪，以补北泻南，使水升火下，水火既济，则天地始可交泰。取肾俞、精宫，配肝俞、太冲、蠡沟，以使气血调畅，阴阳和谐，则精血自生。取胃经之合穴足三里，脾经之交会穴三阴交，以健脾养胃，补气益血，而治诸虚百损。取气海、关元、中极、命门以补气而壮阳，济阴而生精。俾阴阳运行达于调和，气充精盛则种子有望。石关为足少阴经与冲脉之交会穴，生精种子的经验要穴。全方共奏宁心益志，补肾壮阳之功。

四、肾元亏虚型

【临床表现】

症见精子量少，活动力差。伴神疲，形寒肢冷，腰际酸痛，胃纳欠佳。

【治则】

培补元气，温肾壮阳。

【处方】

关元、大赫、三阴交、肾俞。

【操作】

上穴灸刺之，大赫用留刺法，留针使局部皮肤发红，约10分钟。余穴用速刺法。间隔1日治疗1次，10次为1个疗程。

【方义】

本方取关元、大赫、三阴交以调下元之气，再取肾俞益肾，灸刺以温通冲任，故精液正常能得子。

第六节　阴缩症

一、肾阳不足型

【临床表现】

小腹寒冷，有阵发性挛缩感。突觉阴茎上缩，恶寒战栗，四肢厥冷，不发热，精神恐惧。

【治则】

补肾壮阳，养心安神。

【处方】

关元、肾俞、三阴交、内关、长强。

【操作】

上述穴位灸刺之，关元、三阴交留刺法，留针10分钟。余穴速刺法。每日1次，取单侧穴位，两侧交替使用。关元、长强刺3次后改为间隔1日针刺1次。10次为1个疗程，疗程间隔3日。

【方义】

本方所取肾俞，为肾气输注之所，位于腰部足太阳膀胱经上，有补肾壮阳的作用。关元属于任脉穴，为元阴元阳深藏之处，亦为补肾壮阳之要穴，灸刺之可使少腹部有较强的针感向阴部放射，使局部出现红润或热感，阴缩即可缓解。三阴交为足太阴脾经腧穴，是足三阴经之交会穴，可以治疗足三阴经的疾病。长强有培补下焦之功能。内关为手厥阴心包经络穴，有养心、安神、镇惊之效。诸穴合用，可奏补肾壮阳，养心安神之功，故阴缩之症可除。

二、脾肾阳虚型

【临床表现】

少腹疼痛拒按，阴茎及阴囊内缩，四肢厥冷。伴全身乏力，腰膝酸楚。

【治则】

补肾壮阳健脾。

【处方】

关元、肾俞、三阴交、足三里、气海。

【操作】

上穴均灸刺之，关元、三阴交留刺法，留针10分钟。余穴速刺法，左右两侧穴位则取双侧，间隔1日治疗1次，10次为1个疗程，一般治疗3~5次阴茎即可恢复常态。

【方义】

本方所取气海、关元、三阴交、足三里有温阳强壮、调和气血、强健脾胃之功能；取肾俞为强壮穴，补肾之力尤强。诸穴灸刺之，意在温补肾阳，相得益彰，故病即愈。

三、肝肾经脉闭阻型

【临床表现】

症见缩阴，只包皮1~2 cm露于外。面热湿润，小腹手足寒冷，舌质暗红，苔薄白，舌体缩短不能伸出口外。

【治则】

通调肝肾经脉。

【处方】

百会、印堂、中冲、郄门、大敦、关元、气海。

【操作】

上述诸穴灸刺之，百会、印堂、关元用留针法，留针5分钟。中冲、大敦点刺放血，余穴用速刺法。连治2次后间隔1日治疗1次，10次为1个疗程。疗程内多可痊愈。

【方义】

本方主取手足厥阴穴为主，配合任督二脉穴，达到通调肝肾经脉之目的，故能获效。

第七节　阴茎异常勃起

一、肝火强盛型

【临床表现】

阴茎挺长，坚举不收，体质强壮，无因阴茎异常勃起，有碍衣物致疼痛。

【治则】

清热泻火，滋水涵木。

【处方】

1组：太冲、涌泉、太溪、次髎。

2组：三阴交、照海、神门、会阴。

【操作】

以上两组处方，每日1次，每次1组，交换轮用灸刺，速刺法。10次为1个疗程。半程之后勃起可缓，1~2个疗程可获痊愈。

【方义】

本方所取太溪、照海、太冲、涌泉可清下焦之火热邪气，滋水涵木以泻肝火；三阴交可调理肝肾，清理下焦湿热而泻相火；神门泻心火以安神；次髎清泄膀胱热邪以通经活络；会阴通任督而调气机。数穴合用，有滋阴泻火之功，水足则火自制，肝木自宁，其病痊愈。

二、相火亢奋型

【临床表现】

行房历时不衰，不易射精。夜半后阴茎持续勃起，坚挺难受，须起床步行片刻方能恢复常态。伴失眠，神疲乏力。

【治则】

清热泻火，益肾养心。

【处方】

曲骨、次髎、三阴交、行间。

【操作】

上述穴位留刺之，曲骨、次髎用顿刺法，提插数次后出针。余穴用速刺法，每日1次，连针3天后改间隔1日治疗1次，10次为1个疗程。

【方义】

以肝经络阴器而用，故取以上穴位，益阴潜阳而制相火之亢奋，使水火相济，共同发挥清心泻火益肾的作用。

第八节　龟头痛觉过敏症

【临床表现】

龟头有痛觉敏感区。不慎触之则呈闪电样刺痛，外生殖器检查未见异常。

【治则】

通经活络。

【处方】

关元、三阴交。

【操作】

上述穴位灸刺之，关元用顿刺法，出针前进行提插，使针感传至龟头。三阴交取双侧穴，留针10分钟。间隔1日治疗1次，10次为1个疗程。

【方义】

任脉治手足阴经的一切病症，关元是足三阴与任脉交会之处，故本方取之。三阴交是足三阴经的交会穴，是治疗泌尿生殖系统病症的常用要穴。今同取二穴，相辅相成，通经活络，调理气机，通而不痛，故可以取得满意疗效。

第九节　性交无射精证

一、肝火犯肾型

【临床表现】

性交无精液排出，伴有腹胀。

【治则】

益肾泻火。

【处方1】

神门、太冲、关元、中极、气海、水道、三阴交。

【操作1】

上述穴位灸刺之。神门、太冲用顿刺法，出针前提插泻之，余穴用速刺法。间隔1日治疗1次，10次为1个疗程。

【方义1】

肝郁化火，上犯肾水，以致肾不能行其之职。故针取神门、太冲以泻肝、心二经之火。又取中极、关元、气海、水道、三阴交，旨在兼补肾经，使肾水充盈，以行之职。

【处方2】

中极、行间、三阴交、肾俞。

【操作2】

上述穴位均取双侧灸刺之。中极、行间用顿刺法，出针前提插泻之，余穴用速刺法。间隔1日治疗1次，10次为1个疗程。

【方义2】

本方取行间以泻肝火，取中极、三阴交以调精宫。且中极为膀胱经之募穴，可使肝火从膀胱而出。取肾俞配三阴交以滋阴补肾。四穴合用有泻肝火，补肾水，通络利窍的功效。

第十节 阴囊湿疹

阴囊湿疹属中医"肾囊风"范畴。

一、风热型

【临床表现】

阴囊起红疹及疙瘩，奇痒，搔破流出黄色黏液，累及会阴、阴茎周围，夜晚及阴雨天痒较重。

【治则】

祛风清热利湿。

【处方】

体穴：血海。

耳穴：神门、肺。

【操作】

体穴：血海灸刺之，留针法，留针10分钟。间隔1日治疗1次。耳穴：双侧神门、肺区，可埋皮内针1个，胶布固定，并嘱患者早、晚揉按皮内针1次，以加强针刺效果，1周后更换1次。

【方义】

血行风自灭，本方用脾经血海清血分之热，以活血除风。耳穴神门、肺点有镇静止痒之功，配合耳穴埋针法，更获佳效。

二、湿热型

【临床表现】

阴囊红肿渗液，时时作痒，搔甚则痛，局部时有热感。

【治则】

清热祛风利湿。

【处方】

合谷、外关、大椎、血海、阴陵泉、三阴交、解溪。

【操作】

诸穴均灸刺之，用速刺法。大椎隔日1次，余穴取单侧，交替进行。治疗每日1次，10次为1个疗程，疗程内可获痊愈。

【方义】

本方所取阴陵泉、三阴交使湿热之邪从下而出；解溪有清热除湿作用；血海可活血和营，清泄血热，并且可醒脾化湿；合谷、外关、大椎可开腠理，疏散风邪而止痒。诸穴合用，风热湿邪即得祛除，疾自得愈。

第十一节　附睾炎

【临床表现】

患侧睾丸可增大4~5倍，阴囊红肿坚硬，坠痛，触痛，痛及腹股沟，伴低热。

【治则】

活血化瘀，通经止痛。

【处方】

主穴：冲门、三阴交。

配穴：曲池、足三里。

【操作】

上述穴位灸刺之。冲门取患侧，上避开阴囊，下避开动脉血管，以 25mm 毫火针呈 30°角向会阴方向速刺之。余穴留刺法，留针 5 分钟。间隔 1 日治疗 1 次，10 次为 1 个疗程。

【方义】

本方所取冲门为足太阴脾经穴，为局部取穴，可通畅局部之气血，祛邪止痛。三阴交为足三阴经的交会穴，为循经取穴，通调肝脾肾三经，两穴合用则可起到扶正抗邪，通络止痛的作用。曲池、足三里可解表清热，为配穴，热而用之。症用此方，疗效可嘉。

第十二节　急性前列腺炎

【临床表现】

尿赤，尿痛，尿频，尿急，尿道口有分泌物，腰骶部刺痛，大腿内侧及腹股沟处抽痛不适。

【治则】

清热利湿通淋。

【处方】

主穴：膀胱俞、中极、然谷。

配穴：关元、三阴交、行间、梁丘、金门。

【操作】

上述诸穴灸刺之，速刺法，配穴选 3～4 穴，每日 1 次。3 次后间隔 1 日治疗 1 次，双侧穴取单，两侧交替进行。灸刺数次症状可基本消失。

【方义】

膀胱俞为足太阳膀胱经之背俞穴，中极为膀胱之募穴，配关元、然谷，以利水培元，清热利湿；取三阴交以调三阴经之气；行间为足厥阴脉荥穴，肝经环绕阴器，故有清热消肿止痛之功；梁丘为足阳明之郄穴，可以调理气血；金门为足太阳之郄穴，可以舒筋活络。以上诸穴相配，对本病的治疗具有很好疗效。

第十三节　慢性前列腺炎

慢性前列腺炎属中医"淋证"范畴，证属劳淋。

【临床表现】

尿频量少，淋漓不净，夜尿达10~20次。伴腰部及四肢关节酸痛、性功能减退、失眠等症。

【治则】

健脾益肾，清热利湿。

【处方】

肾俞、膀胱俞、关元、三阴交、阴陵泉、足三里。

【操作】

上述诸穴灸刺之，速刺法，间隔1日治疗1次。双侧穴取单，两侧交替进行。10次为1个疗程，疗程间休息3~4日，灸刺1~2个疗程症状可基本消失。

【方义】

本方所取肾俞、关元，以益精固肾而补下元；取膀胱俞，通利膀胱以祛湿热；三阴交滋阴补肾，足三里健脾利湿，阴陵泉为脾经之合穴，清利湿热。诸穴合用，补肝肾调气血而疗效显著。

第十四节　前列腺肥大

前列腺肥大属中医"淋证"范畴。

【临床表现】

尿频，尿急，夜尿多次，尿后淋漓不尽，尿道刺痛，腰骶疼痛，多伴有前列腺炎。

【治则】

补肾化气，利水消肿。

【处方】

内至阴、至阴。

【操作】

上穴先揉搓，使之充血。再取15mm毫火针，点刺出血15～20滴，每日1次，左右交替进行。治疗3次后尿频可见好转，10次后症状可基本消失。

【方义】

脏之病，取之井。本方所取内至阴为经外奇穴，通于足少阴肾经。辅以至阴，为足太阳膀胱井穴，两穴交替灸刺放血，有通调下焦，清热利湿之效。故两穴配伍，以复其行水而制水之作用，肿胀消则诸症可解。

第十七章　五官科疾病

第一节　耳科疾病

一、中耳炎

中耳炎属中医"聤耳""耳胀"范畴。

（一）肝胆火盛型

【临床表现】

患耳疼痛，流脓，鼓膜充血。

【治则】

清泄肝胆之火，通利耳窍。

【处方】

听会、丘墟、翳风。

【操作】

上述穴位灸刺之。听会、丘墟取双侧穴，翳风取患侧，速刺法，听会刺之宜浅，防伤鼓膜。间隔1日治疗1次，10次为1个疗程，疗程内可获痊愈。

【方义】

足少阳胆经循于耳，故方取胆经之听会、丘墟、翳风，既可清泻肝胆火邪，又可疏通局部气血，故可奏效。

（二）肝胆热盛型

【临床表现】

患耳外耳道及鼓膜充血明显，鼓膜穿孔，流脓，疼痛剧烈，波及颞部，伴发热。

【治则】

清肝胆。

【处方】

听会、翳风、耳门、足三里、丘墟。

【操作】

上述穴位灸刺之。听会、翳风、耳门取患侧，足三里、丘墟取双侧穴，速刺法，听会刺之宜浅，防伤鼓膜。间隔1日治疗1次，10次为1个疗程，疗程内诸症可除，耳道干燥清洁，鼓膜及外耳道充血消失，可获痊愈。

【方义】

本方所取听会、丘墟，为足少阳胆经之穴，其经循耳，具有清肝胆之热，通利耳窍之功效；翳风属于少阳三焦经，又是手、足少阳之会，有泻胆火，通耳窍之效；足三里可强壮机体，能增强白细胞吞噬作用；耳门系手少阳三焦经之穴，配之能加强泄热利窍作用。诸穴配伍，具有清化湿热，通利耳窍作用，使疾病得除。

（三）虚火上犯型

【临床表现】

患耳外耳道及鼓膜充血，流脓，穿孔，耳底疼痛波及颞部，伴发热。

【治则】

滋阴补肾，清肝胆湿热。

【处方】

听会、翳风、太溪、足三里、丘墟。

【操作】

上述穴位灸刺之。听会、翳风取患侧，太溪、足三里、丘墟取双侧穴，速刺法，听会刺之宜浅，防伤鼓膜。间隔1日治疗1次，10次为1个疗程，疗程内诸症消失，可得痊愈。

【方义】

本方取听会、丘墟，为足少阳胆经之穴，泻肝胆之火而通利耳窍；翳风位于三焦经，乃手、足少阳之会，灸刺之可泻胆火，通耳窍；太溪补肾阴，清湿热，配强壮之穴足三里，则起泄热利窍之功。

附：急性非化脓性中耳炎

【临床表现】

耳中时有堵塞、胀闷感，外耳道无异常。

【治则】

疏经开窍。

【处方】

中渚、侠溪、耳门、听宫、听会。

【操作】

诸穴均灸刺之。先刺耳门、听宫、听会，用速刺法。再刺中渚、侠溪，用顿刺法，出针前泻之。1～2次耳中胀闷、堵塞感可消失。

【方义】

本方取中渚、侠溪为按经取穴，可疏理少阳经气；取耳门、听宫、听会，为局部取穴，可开窍益聪。两法上下呼应，共奏桴鼓之效。

二、耳咽管开放异常症

耳咽管开放异常症属中医耳鸣范畴。

【临床表现】

症见耳麻，擤鼻时耳部感刺激，走路时双耳震响，伴面赤唇干，头痛目胀。

【治则】

滋阴潜阳，补益肝肾。

【处方】

太溪、肾俞、肝俞、命门、太冲、合谷、听宫、完骨。

【操作】

上穴灸刺之，速刺法。命门刺后拔罐，间隔1日治疗1次。余穴双侧穴位取单侧，每日1次，一般5～6次即可痊愈。

【方义】

本方所取太溪、肾俞、肝俞、命门，以滋阴潜阳，补益肝肾；取太冲、合谷、听宫、完骨，以清泻肝胆。诸穴共享，可获良效。

三、神经性耳鸣

神经性耳鸣属中医"耳鸣"范畴。

（一）阴虚阳亢型

【临床表现】

耳内声如蝉鸣，劳累加重，伴腰酸腿软，心烦失眠。

【治则】

补肾清肝泻火。

【处方】

1组：听会、翳风、角孙、中渚、太冲。

2组：太溪、肾俞、肝俞。

【操作】

上述诸穴留刺之，1组穴位每次取单侧，速刺法，两侧交替使用。2组穴位亦每次取单侧，速刺法，两侧交替使用。每日1次，8次为1个疗程。一般症状疗程内可痊愈。

【方义】

手足少阳经脉均绕行于耳之前后，故取中渚、翳风、角孙、听会之穴以疏导少阳经气。太冲为肝经原穴，用之以清肝火。肾虚精气不能上输于耳，故取肾的背俞穴肾俞、肾经原穴太溪、肝之背俞穴肝俞，补肾益肝。病在上而上下取之，则病可速除。

（二）肝郁火盛型

【临床表现】

患侧耳鸣时作时止，情志不畅或恼怒时鸣响加甚，妨碍听觉。

【治则】

疏肝清热泻火。

【处方】

风池、听会、翳风、中渚。

【操作】

上述穴位灸刺之，速刺法，间隔1日治疗1次，一般6~7次耳鸣即可消除。

【方义】

本方取风池、听会、翳风位于邻耳部，可疏导经气，宣通闭阻，通经利络，清热泻火；中渚为少阳三焦经之穴位，刺之可疏利少阳，宣通气滞。上穴合用，可获满意的疗效。

四、神经性耳聋

外伤性神经性耳聋属中医"耳聋"范畴。

（一）脾肾气虚型

【临床表现】

耳聋，外耳道及鼓膜虽完整，无器质性病变，但听力亦明显减弱，伴耳鸣腰酸。

【治则】

疏风开窍。

【处方】

听会、听宫、耳门、肾俞、脾俞、下关、合谷、足三里。

【操作】

上述穴位灸刺之，速刺法，双侧穴位取单侧，两侧交替进行。间隔1日治疗1次，10次为1个疗程。

【方义】

本方取脾俞、肾俞以补脾肾；取足三里、合谷以升清益耳；取耳区诸穴，均为治聋近取之效穴；下关乃胃经与胆经之会穴，灸刺之以疏风活络，开窍益聪。诸穴共享疗效显著。

（二）肾虚火旺型

【临床表现】

患耳听力丧失。

【治则】

泻肝补肾通窍。

【处方】

曲鬓、角孙、关元、太冲、肾俞。

【操作】

上穴灸刺之，曲鬓、角孙穴取患侧，肾俞取双侧，均用速刺法；关元穴用速刺法；太冲取双侧，顿刺法泻之，间隔1日治疗1次，3～5次可痊愈。

【方义】

手足少阳两经脉均绕行于耳之前后。故患侧曲鬓、角孙为治本病主穴。肝胆火盛，"盛则泻之"，取肝经原穴太冲，用以清泻肝经之火。肾虚则精气不能上达于耳，故取肾俞、关元，以调补肾经元气，使精气上输于耳窍。病在上，取之下，则尽奏复聪之效。

五、外伤性耳聋

【临床表现】

耳道、鼓膜疼痛，耳中流出黄色黏液，此后听力日渐下降至双耳聋。

【治则】

疏经醒脑，化瘀通神。

【处方】

翳风、耳门、听宫、中渚、地五会。

【操作】

上述穴位灸刺之，先针双侧中渚、地五会，次针患侧耳区翳风、耳门、听宫，速刺法，间隔1日治疗1次，10次为1个疗程。疗程内听力可显著恢复。

【方义】

耳区是手足少阳经、手太阳小肠经的循行区域，故取手少阳远端之中渚，足少阳远端之地五会，以疏通少阳之气；配局部之翳风、耳门、听宫三穴，直接作用于耳，有醒脑通神作用。

六、内耳眩晕症

内耳眩晕症属中医"眩晕"范畴。

【临床表现】

症见眩晕，视物模糊，旋转如坐舟车，目喜闭合，心悸失寐，伴饥不欲食，恶心呕吐。

【治则】

滋阴潜阳健脾。

【处方1】

百会、太冲、太阳、合谷、太溪、三阴交。

【操作1】

上述诸穴灸刺之，百会、太冲顿刺法，余穴速刺法。太阳、百会斜针直刺。间隔1日治疗1次，10次为1个疗程，疗程内可治愈。

【方义1】

百会位居脑海顶端，又是肝经所络属之处，有镇静之作用；合谷属阳主气，太冲属阴主血，均为原穴，两穴相配谓之四关，可调和阴阳气血；太溪亦为原穴，刺之可滋养肝肾；三阴交乃足三阴经之交会穴，取之可益三阴，助健运；太阳位于头侧面，刺之有清理头目之功。诸穴配伍，相得益彰，奏效佳良。

【处方2】

太冲、三阴交、丰隆、合谷、内关、听宫。

【操作2】

上述穴位灸刺之，速刺法，双侧穴位取单侧，两侧交替进行。间隔1日治疗1次，10次为1个疗程，疗程间隔3日。一般1~2个疗程诸症可愈。

【方义2】

本方所取穴位为局部取穴和循经取穴相配合，肝经原穴太冲，取之用以清泻肝经之火；丰隆、三阴交，取之用以健肝脾胃，填补元气；合谷、内关安神定志，听宫为局部取穴，以激发气血。诸穴同用，共奏桴鼓之效。

【处方3】

百会、中脘、足三里。

【操作3】

上述诸穴灸刺之，百会顿刺法，斜针直刺。中脘、足三里留刺法，留针5分钟。间隔1日治疗1次，10次为1个疗程，疗程内可治愈。

【方义3】

本方取中脘，以理气化痰，升扬清气；针足三里，以除湿化痰，调补中气；百会为局部取穴，可以通经化瘀。故上穴相配，可获得良好效果。

第二节　鼻科疾病

一、鼻炎

（一）急性鼻炎

急性鼻炎属中医"伤风鼻塞"范畴。

【临床表现】

流黄涕，伴鼻塞，前额痛。

【治则】

宣肺散邪，通鼻窍。

【处方】

主穴：迎香、上星、风池、合谷。

配穴：印堂、列缺。

【操作】

上述穴位灸刺之。上星、印堂顿刺法，斜针直刺。列缺向肘关节方向，亦斜针直刺，余穴速刺法。风池针尖微下，向鼻尖方向速刺。1次后头痛、鼻塞即可缓解。间隔1日治疗1次，10次为1个疗程，疗程内可治愈。

【方义】

手阳明与手太阴互为表里，手阳明之脉上夹鼻孔，故取迎香、合谷，以疏调手阳明经气，开宣肺气；上星、风池，可散风邪，通鼻窍；印堂位在督脉而近鼻部，可通鼻窍而清邪热；列缺宣肺气，祛风邪。诸穴相配，可达宣肺散邪，通鼻窍之效。

（二）慢性鼻炎

慢性鼻炎属中医"鼻窒"范畴。

【临床表现】

鼻塞，患侧鼻孔不时流黏稠鼻涕，鼻黏膜呈肿胀红褐色。伴嗅觉减退，早晨或气候骤寒时频作喷嚏。

【治则】

祛风开窍。

【处方】

上迎香、通天、风池。

【操作】

上述诸穴灸刺之，上迎香点刺，通天顿刺法，针尖向前斜针直刺。风池针尖微下，向鼻尖方向速刺。间隔1日治疗1次，10次为1个疗程，疗程内鼻腔通气及嗅觉可恢复正常，诸症痊愈。

【方义】

本方所取上迎香为经外奇穴，为治疗鼻塞之要穴，局部取穴有畅通鼻部气机，通鼻塞的作用；通天为足太阳膀胱经穴，有止痛息风、通鼻寒的作用；再合风池，共奏疏风利窍之功效。

（三）萎缩性鼻炎

萎缩性鼻炎属中医"鼻藁"范畴。

【临床表现】

症见头昏痛，前额部为甚，时而牵涉至后头部，偶有嗅觉失灵，鼻塞。天热鼻腔有异臭，并伴脓涕。

【处方】

迎香、上星、印堂、通天、素髎、口禾髎、四白、百会、合谷、曲池、厉兑、内庭、足三里。

【操作】

上述诸穴皆灸刺之，速刺法。每次依穴在局部或循经各取选5～6个刺点刺之，每日1次，已刺穴点要间隔2日后再刺。10次为1个疗程，疗程间隔5日。1～2个疗程症状可消失。

【方义】

萎缩性鼻炎至今无特效疗法，采用针刺治疗行之有效，无副作用。

（四）过敏性鼻炎

过敏性鼻炎属中医"鼻鼽"范畴。

【临床表现】

鼻塞，大量流清涕，冬春更甚。

【治则】

除邪通窍。

【处方】

迎香、合谷、风池。

【操作】

上述穴位灸刺之。风池，针尖对准鼻头刺入，速刺法。迎香、合谷，均用速刺法。两侧穴位交替进行，间隔1日治疗1次，10次为1个疗程，疗程内即可痊愈。

【方义】

本方所取迎香为局部取穴，可通利鼻窍；合谷为手阳明原穴，可解表泄邪；加风池以增作用。上穴配伍，邪去窍通，诸症自愈。

二、鼻窦炎

鼻窦炎属中医"鼻渊"范畴。

（一）风寒侵袭型

【临床表现】

有慢性鼻炎病史，鼻不闻香，每遇感冒加重。症见鼻塞，鼻甲黏膜充血，流黄脓涕，鼻燥，伴低热，咽干。

【治则】

清肺热，利鼻窍。

【处方1】

迎香、通天、合谷。

【操作1】

上述诸穴灸刺之，迎香、通天顿刺法，通天针尖向前斜针直刺。合谷速刺法。间隔1日治疗1次，10次为1个疗程，疗程内鼻腔可通气，嗅觉恢复正常。

【方义1】

本方所取之迎香位于鼻旁，刺之可疏通局部经气；通天刺之可疏通太阳经气；大肠原穴合谷属手阳明经，上夹鼻孔，刺之可开鼻窍。故上方合用可通利鼻窍，使鼻渊得解。

【处方2】

攒竹、至阴、曲池、足三里、风池。

【操作2】

上述穴位灸刺之。风池，针尖对准鼻头刺入，速刺法。曲池、足三里均用顿刺法，出针前泻之。至阴、攒竹点刺之。间隔1日治疗1次，两侧穴位交替进行，10次为1个疗程，疗程间隔3日，1~2个疗程可痊愈。

【方义2】

本方取风池可祛风开窍，攒竹、至阴乃治鼻渊验穴，足三里乃强壮穴，曲池可祛湿热，故上穴合用可祛除积滞，使太阳经气通畅，故鼻渊得治。

（二）阴虚火亢型

【临床表现】

多年鼻窍不利，流涕，嗅觉丧失，入睡鼾声大作，眠可憋醒。鼻塞时，伴头胀痛。

【治则】

疏风滋阴，清热利窍。

【处方】

肺俞、风门、迎香、合谷、列缺、上星、攒竹、鼻通、足三里。

【操作】

上述穴位灸刺之，速刺法。上星、攒竹、鼻通斜针直刺法。间隔1日治疗1次，10次为1个疗程，间隔3日，1~2个疗程可痊愈。

【方义】

灸刺肺俞可滋阴益肺，灸刺风门固表疏风，足三里为足阳明经合穴，灸刺可补土以生肺金，合谷、列缺刺之可清热利窍而止头痛。刺鼻根近旁之攒竹，可通经利气。局部取迎香、上星、鼻通可开窍疏风。诸穴相伍，则鼻渊得愈。

附：慢性副鼻窦炎

【临床表现】

鼻塞反复发作，流清鼻涕，伴头痛、头昏等症，易感冒，感冒及受凉后症状加重。

【治则】

祛风泄热开窍。

【处方】

主穴：鼻通、迎香、印堂、合谷。

配穴：大椎、曲池、太阳。

【操作】

上述诸穴灸刺之，鼻通、印堂、太阳斜针直刺。迎香、鼻通用顿刺法，余穴用速刺法。间隔1日治疗1次，10次为1个疗程，疗程内鼻腔可通气，嗅觉恢复正常。

【方义】

鼻通为经外奇穴，治疗鼻塞有奇效；迎香、合谷均为大肠经穴，其经上夹鼻孔，两穴相配，远近结合，可疏调阳明经气，又手阳明经脉与肺相表里，肺开窍于鼻，故可散风热，通鼻窍。印堂有宣通鼻窍，清泄热邪之功。配穴随症用之，发热配大椎、曲池，头痛配太阳。

三、鼻出血

（一）胃热炽盛型

【临床表现】

鼻出血，色深红，量多，数日一来，或一日数来。大便秘结，小便热赤，口臭易渴，舌尖红绛。

【治则】

清胃泻火，凉血止血。

【处方1】

神门、少冲、上巨虚、内庭、大肠俞。

【操作1】

少冲穴用三棱针或毫火针点刺放血1~2滴。其余诸穴用灸刺，速刺法。每日1次，治疗1次，鼻衄可停止，连续治疗3~5次诸症可除。

【方义1】

针刺神门穴，手少阴之井穴少冲穴放血，可清泻心火，宁心安神。上巨虚为大肠之下合穴，取之可泄肠热，通大便。内庭、上巨虚二穴可清泻胃火。大肠俞可泄肠热，通腑气。诸穴相合，心胃火气得清，血随邪热得降，故鼻衄得止。

【处方2】

足三里、丰隆、上星。

【操作2】

上穴灸刺之，速刺法。足三里、丰隆穴取双侧。上星斜针直刺，间隔1日治疗1次，3~4次可痊愈。

【方义2】

本方取足三里、丰隆，降胃火之上逆，清肠中之积热，引血下行。取阳明胃经二穴配用，共奏下泻之效，釜底抽薪之功；上星为督脉经穴，督脉主一身之阳而循行过鼻，刺之清头面热而止血。诸穴合用，鼻衄之症止矣。

（三）肝阳上亢型

【临床表现】

鼻衄，血流不止。伴脸红目赤，两颧尤甚。

【治则】

泻肝肺邪火，止衄。

【处方】

大敦、少商。

【操作】

以上穴位用毫火针或三棱针点刺出血。针下乃止。

【方义】

本病系肝肺之火上炎，迫血离经妄行所致。大敦为足厥阴肝井穴，少商为手太阴肺经井穴，针此二穴放血，以泄肝、肺二经邪热。取大敦是上病下取，取少商以泻肺经邪火，故衄血能止。

第三节 喉科疾病

一、咽炎

（一）急性咽炎

风热所袭型急性咽炎属中医"风热喉痹"范畴。

【临床表现】

咽喉肿痛，发热恶寒，鼻塞面赤，口干欲饮，有异物感。

【治则】

宣肺解表。

【处方】

鱼际、少商、风池。

【操作】

上述穴位灸刺之，少商放血，鱼际、风池速刺法，每日1次，连续3~5次，诸症消失。

【方义】

本病属风热入侵肺卫，为手太阴外经病实证，按五输穴的辨证运用，取其荥穴鱼际，以清热利咽；加取井穴少商，以疏风散结；再加风池，共奏疏风解表、消肿止痛之功，疾症可解。

（二）慢性咽炎

慢性咽炎属中医"虚火喉痹"范畴。

【临床表现】

咽喉疼痛，不肿但赤，似有异物卡住，声音低哑。

【治则】

宣肺清肝，健脾和胃。

【处方】

列缺、照海、中脘、足三里、三阴交。

【操作】

上述穴位灸刺之，照海刺后拔罐，余穴速刺法。每次取单侧穴位，间隔1日治疗1次，10次为1个疗程，疗程内可治痊愈。

【方义】

本方所取肺经络穴列缺，在手腕上，通于任脉。肾经腧穴照海，位于足部，通于阴跷。中脘为任脉腧穴，三经皆循绕咽喉。再配脾经三阴交、胃经足三里，以清肝健脾和胃。诸穴相伍，可获佳效。

二、扁桃体炎

风热外侵型急性扁桃体炎属中医"风热乳蛾"范畴。

【临床表现】

咽部红肿，扁桃体肿大，疼痛，吞咽困难，伴发热恶寒。

【治则】

清热利咽。

【处方】

主穴：商阳、少商。

配穴：合谷。

【操作】

局部常规消毒后，取双侧商阳、少商，用毫火针或三棱针点刺放血。合谷灸刺之，顿刺法，出针前泻之。1~3次可治愈。

【方义】

本方所取少商为手太阴肺经的井穴，可泄肺经的实热；商阳为手阳明大肠经的井穴，可泄大肠经之郁热。肺与大肠相表里，故商阳亦可泄肺经之热。合谷为大肠经原穴，亦有清热消肿、止痛利咽之作用，各穴合用，则可奏清热利咽之功，立散外感风邪之效。临床也可配风池、大椎，解表疏风以泻阳邪，或配足三里，调脾胃而扶正气，其病当除。

三、喉炎

（一）急性喉炎

急性喉炎属中医"急喉喑"范畴。

【临床表现】

咽喉部明显充血，发痒，继而干痛，声音嘶哑，伴头痛咳嗽，畏寒发热。

【治则】

清泄肺热，宣肺解表。

【处方】

主穴：少商、关冲、翳风、风池、肺俞、合谷。

配穴：曲池、尺泽。

【操作】

少商、关冲点刺放血，余穴灸刺之。风池取20mm毫火针向鼻尖刺入；翳风取20mm毫火针直刺；肺俞取25mm毫火针微斜向脊柱直刺；合谷取25mm毫火针，曲池取30mm毫火针，尺泽取20mm毫火针，均用速刺法。每次取一侧穴位，两侧穴位交叉进行。每日1次，3～5次可获痊愈。

【方义】

本病乃风热邪毒伤及肺卫，故取手太阴经之井穴少商，配以三焦经井穴关冲，清泄肺热；取翳风、风池以疏风通络，用肺俞宣肺解表。肺与大肠相表里，故取合谷、曲池，以清泄表里经之邪热。尺泽为手太阴经之合穴，取之泄肺经实热。

（二）慢性喉炎

慢性喉炎属中医"慢喉喑"范畴。

【临床表现】

感冒后骤发，症见声渐嘶哑，不能发音，声带无异常。

【治则】

宣肺滋肾利咽。

【处方】

列缺、照海。

【操作】

上穴选双侧，灸刺之，速刺法，照海刺后拔罐放血。间隔1日治疗1次，10次为1个疗程。疗程内可治痊愈。

【方义】

肺为声音之门，肾为声音之根。故本病发病与肺肾两脏关系密切。所取列缺为肺经之络穴，别走手阳明大肠经，是八脉交会穴，通于任脉上咽；照海是足少阴肾经的腧穴，是阴跷脉所生之处，亦是八脉交会穴，两脉合于肺系咽喉，针刺之，相辅为功，有疏泄肺热，滋肾养阴，利咽喉之效。

四、声带疾病

（一）声带炎

声带炎属中医"慢喉喑"范畴。

【临床表现】

症见沙哑变音。

【治则】

益补肺气，疏通气血。

【处方】

主穴：廉泉、天容、列缺。

配穴：合谷、鱼际、丰隆。

【操作】

上述穴位灸刺之，速刺法。患者卧位，廉泉仰颏取之。双穴每次取单侧穴位，两侧穴位交叉进行。间隔1日治疗1次，10次为1个疗程。疗程内可治痊愈。

【方义】

肺开窍于喉，肺气旺盛则声音响亮，故以肺经之列缺益补肺气；合谷、鱼际、丰隆刺之可开窍顺气，廉泉位于喉旁，刺之可疏通局部气血；天容刺之可泄小肠实热。上穴合用可获良效。

（二）声带麻痹

【临床表现】

症见声带板滞，不能外展，音嘶哑，低沉不扬，近在咫尺，不能听清。

【治则】

温通督阳。

【处方】

脑户、风府、哑门。

【操作】

上述穴位灸刺之，均取20mm毫火针，速刺法。脑户针尖向下，斜针直刺法。间隔1日治疗1次，10次为1个疗程，2～3个疗程声带可活动，发音正常。

【方义】

声带麻痹乃咽喉部的阳气不升，邪袭喉络，使声音之机关不利而成疾。故本方取用脑户、风府、哑门3个督脉穴位。督脉为诸阳之纲，其脉在项后哑门、风府之处有分支入系舌本，管理声音之机关及喉舌等功能。取此三穴施以灸刺，温通其阳气，使麻痹的声带逐渐正常。

第四节　舌　疾

一、舌尖海绵状血管瘤

【临床表现】

舌尖有紫瘀肿块，突出于舌体，大小不一，质硬，与舌黏膜相连，不活动，无触痛。

【治则】

活血化瘀。

【处方】

阿是穴、神门、内关、太冲。

【操作】

以上诸穴灸刺之。拉出舌体，阿是穴点刺放血，2～3针。余穴取20mm

毫火针，取双侧穴位速刺法，间隔1日治疗1次，10次为1个疗程，疗程内肿块可完全祛除。

【方义】

心开窍于舌，舌为心之苗。心又主血脉，故心经有疾，其病变则映于舌尖。故取心经原穴神门、心包经络穴内关治之。又血瘀与肝的调节功能也有关，加刺肝经原穴太冲，以增强肝对血液的调节作用。阿是穴可直接破瘀祛邪。故收效甚捷。

二、舌系带短缩

【临床表现】

口干无津液，舌体不能伸出口腔，伴头胀痛。

【治则】

滋阴泻肝。

【处方】

廉泉、风府、复溜、行间、金津、玉液。

【操作】

金津、玉液，拉住舌体毫火针点刺。其余穴位灸刺之，速刺法。廉泉穴取30mm毫火针，卧位仰颏刺之。间隔1日治疗1次，2~3次即可痊愈。

【方义】

少阴肾经系于舌根，循于舌下；厥阴肝经上循于喉咙，结于舌。肾水不足，肝火过盛，殃及于舌，则见口干，舌不能伸，伴头胀。取廉泉、金津、玉液、风府以开窍，激发舌部之经气，专攻舌强语謇。复溜、行间可滋肾泻肝，诸穴共阵，故其效甚速。

三、舌炎

舌炎属中医"口疮"范畴。

【临床表现】

舌面散在溃疡面，糜烂，遇咸痛甚，不能进食，伴低热，口干，便结尿黄赤。

【治则】

清心泻火，疏通经气。

【处方】

廉泉、金津、玉液、大陵。

【操作】

金津、玉液，拉住舌体，三棱针点刺放血。廉泉穴取30mm毫火针，卧位仰颏灸刺之，速刺法。大陵用顿刺法。间隔1日治疗1次，疗程内即可痊愈。

【方义】

廉泉、金津、玉液位于舌部，刺之可疏通舌部经气；大陵乃心包经腧穴，刺之可清泻心经之火，上穴合用，故可获良效。

第五节　口腔科疾病

一、智齿冠周炎

智齿冠周炎属中医"牙痛"范畴。

【临床表现】

症见智齿疼痛，张口困难，吞咽疼痛，患侧面肿，牙龈部红肿充血。

【治则】

祛邪化瘀。

【处方】

合谷、颊车。

【操作】

上穴灸刺之。颊车取患侧，合谷取健侧，常规消毒后，用顿刺法，出针前采用强刺激。每日1次，2～3次即可痊愈。

【方义】

"面口合谷收"，取合谷以下治上，泻阳明之火，效至；颊车近于患处，为局部取穴，活血化瘀，效显。二穴合一，使诸症得消。

二、牙髓炎

牙髓炎属中医"牙痛"范畴。

（一）热毒壅盛型

【临床表现】

下牙痛，得冷饮则减，不能进热饮，咀嚼无力，伴口臭，便结尿黄赤。

【治则】

清热泻火。

【处方】

合谷、颊车。

【操作】

上穴灸刺之。颊车取患侧，合谷取健侧，常规消毒后，均用顿刺法，出针前提插数次。每日1次，10次为1个疗程，疗程内即可痊愈。

【方义】

本方所取合谷，系手阳明大肠经穴，其经"下入齿中"，有清内热之功，故可治下牙痛；颊车为局部取穴，可清热泻火，速解疼痛。两穴相配，相辅相成，疼痛可止。

（二）胃热型

【临床表现】

症见牙龈红肿，患侧头额、颜面部等处均感抽掣疼痛，不能进食，彻夜疼痛不能入眠。

【治则】

清胃泄热。

【处方】

内庭、太阳。

【操作】

上穴灸刺之。患者侧卧位，太阳取患侧，斜针直刺法，顿刺之。内庭取双侧，速刺法。每日1次，2~3次可痊愈。

【方义】

本方所取内庭乃胃经荥穴，"荥主身热"，刺之有泄热之功。太阳乃奇穴，刺之可疏解头风，清热明目。两穴相伍，可清胃泄热，理气止痛，故可获效。

第六节　眼科疾病

一、眼睑下垂

眼睑下垂属中医"上胞下垂"范畴。

【临床表现】

症见上睑下垂盖过瞳孔，行走亦不方便。

【治则】

健脾益气通络。

【处方】

风池、头临泣、阳白、太阳、攒竹、合谷。

【操作】

上述穴位灸刺之，攒竹取10mm毫火针点刺之，余穴用速刺法。头临泣、阳白、太阳斜针直刺，风池刺向鼻尖，合谷直刺。每日1次，穴取单侧，10次为1个疗程，1~2个疗程可恢复正常。

【方义】

中医认为眼睑属脾，脾主肌肉，脾虚则肌痿不用。但临床上按照补脾益气之法用药物治疗，疗效往往不能令人满意。针灸治疗法简效著。所取头临泣、阳白，均属足少阳胆经，为足太阳经与阳维脉交会穴。攒竹是膀胱经穴，善治疗眼睑眴动痉挛等症。太阳为奇穴，局部取穴可以激发经气。风池、合谷为针灸治疗眼疾之常用要穴。诸穴合用，疾症轻取而愈。

二、泪道阻塞

泪道阻塞属中医"流泪症"范畴。

【临床表现】

症见两目不红不肿，内眦常有泪水充盈或流出。遇冷风时流泪更甚。

【治则】

滋阴明目，清热消肿。

【处方】

睛明。

【操作】

灸刺睛明用遮挡法进针，即患者仰卧位，用棉球将目内眦的泪水拭干净，嘱患者合目，消毒后，助手用一洁净小勺扣住眼球，露出睛明，取10mm毫火针速刺之，1次灸刺一侧，间隔1日治疗1次。患眼灸刺3～5次即愈。刺后注意保持针眼洁净。

【方义】

睛明位于目内眦，属足太阳膀胱经穴，具有滋阴明目、清热消肿的作用，故灸刺之得愈。

三、急性传染性结膜炎

急性传染性结膜炎属中医"天行赤眼"范畴。

【临床表现】

症见双目红肿疼痛，羞光流泪，沙涩难睁，眼眵堆积，胶结不开。白眼红丝缕缕，眼眶头额胀痛连连，伴恶寒发热，口苦，坐卧不得安宁。

【治则】

散风清热，通络明目。

【处方】

睛明、瞳子髎、太阳、耳尖。

【操作】

上述穴位灸刺之。灸刺睛明用遮挡法进针，即患者仰卧位，用棉球将目内眦的泪水拭干净，嘱患者合目，消毒后，助手用一洁净小勺扣住眼球，露出穴位，取10mm毫火针速刺之。瞳子髎、太阳取15mm毫火针，直刺之。耳尖三棱针点刺放血约0.5ml。间隔1日治疗1次，10次为1个疗程。疗程内红肿可消退，病可愈。

【方义】

本方取足太阳经穴睛明，太阳经主表，可疏散上焦风热，故刺之治一切目病；耳尖、太阳为奇穴，耳尖放血，太阳灸刺，可泄头目壅塞之热邪。瞳子髎为足少阳胆经，有疏风清热，明目止痛之功。数穴合用，可达散风清热、通络明目之目的，方精效显。

四、睑缘炎

睑缘炎属中医"睑弦赤烂"范畴。

【临床表现】

症见珠红睑溃，睁眼困难。

【治则】

疏风清热，泻火明目。

【处方】

主穴：耳门、合谷。

配穴：鱼腰、攒竹、丝竹空、迎香、瞳子髎、睛明。

【操作】

主穴灸刺之，穴取双侧，速刺法。配穴根据患病部位取用，上睑缘配鱼腰、攒竹、丝竹空，下睑缘配迎香，外眦配瞳子髎，内眦配睛明。灸刺睛明、攒竹穴用遮挡法，即患者仰卧位，用棉球将目内眦的泪水拭干净，闭目消毒后，助手用一洁净小勺将眼球扣住，暴露穴位，取10mm毫火针速刺之。余穴均取15mm毫火针，施点刺法，点刺后放血。间日1次，10次为1个疗程，一般疗程内可治愈。

【方义】

本方所取耳门，为邻近取穴，调少阳经气和局部气血，以清热泻火；合谷为远端取穴，调阳明气血，疏散风热；配以局部取穴刺血，疏散风热，祛翳明目。各穴相配，整体和局部配合，则可标本兼顾。

五、角膜溃疡

角膜溃疡属中医"黑睛蚀剥"范畴。

【临床表现】

症见患眼眼睑青暗微浮，内眦赤红，黑睛出现白斑和蚀剥，蚀剥中心凹陷，脓眵较多，羞明怕光，视物流泪，角膜混浊，如覆云翳。

【治则】

清泄肝胆，活血化瘀。

【处方】

肝俞、胆俞、膈俞、瘈脉、太冲、丘墟、中渚。

【操作】

诸穴皆灸刺之，速刺法，每日1次，每次取单侧穴位，两侧交叉进行。于所刺穴上聚挤出血，背部腧穴皆拔罐强吸出血。10次为1个疗程。疗程内可治愈。

【方义】

本病为肝胆郁热，日久化毒，侵蚀黑睛所致，故取肝、胆两背俞，直清脏腑。太冲、丘墟为肝、胆经原穴，配以中渚，清泄少阳邪气；血会膈俞，配以活血化瘀；瘈脉乃治诸眼疾效穴。诸穴相得，更于针后泄血，可清泄肝胆，活血化瘀，清除在经之郁热瘀毒，则症得解。

六、青光眼

青光眼属中医"绿风内障"范畴。

【临床表现】

症见患侧眼压高，眼球发胀，视物模糊，伴头晕痛，恶心呕吐。

【治则】

疏经活络，祛风降逆。

【处方1】

主穴：睛明、风池、丝竹空、攒竹。

配穴：呕恶者加中脘、内关、足三里，头晕痛、眼压高时取合谷、光明。

【操作1】

主穴灸刺之，速刺法，每次取单侧穴位，两侧穴位交叉使用。睛明、攒竹用遮挡法刺之，即患者仰卧位，用棉球将目内眦的泪水拭干净，闭目消毒后，助手用一洁净小勺将眼球扣住，暴露穴位，取10mm毫火针速刺之。丝竹空斜针直刺，风池向鼻尖方向进针。配穴根据患病部位取用，均用速刺法。间隔1日治疗1次，10次为1个疗程，疗程间休息3日。2~3个疗程眼压降至正常。

【方义1】

本病治宜清头明目，采用灸刺法，上病下取以循经取穴；近处以局部取穴，做到局部与整体统调，从而达到疏经活络，祛风降逆之目的。操作简便，见效迅速。

【处方2】

完骨、太阳。

【操作2】

上穴均取患侧穴位灸刺之。太阳速刺后放血，完骨取20mm毫火针，速刺法，隔日1次，10次为1个疗程，治疗约2个疗程可告愈。

【方义2】

灸刺太阳后放一点血可以泄热，针刺完骨可以疏肝散风，取二穴可以调和气血。故用此法，多收卓效。

七、白内障

白内障属中医"圆翳内障"范畴。

【临床表现】

症见患眼瞳孔上有银白色不透明薄膜，边界清楚，影响视物。

【治则】

疏通气血，平衡阴阳。

【处方】

1组：睛明、阳白、风池、合谷。

2组：球后、太阳、翳明、臂臑。

【操作】

操作：两组穴轮流灸刺之，间隔1日治疗1次，1次使用1组。睛明、球后取10mm毫火针，用遮挡法点刺之。阳白、太阳、翳明取20mm毫火针斜针直刺。10次为1个疗程。疗程间隔3天，约5个疗程翳障减退。

【方义】

此方均为局部取穴，意在调整局部气血，平衡阴阳，增强眼球各部分作用，疏通眼区经络，促进新陈代谢，从而使浊物吸收，以提高视力。

八、视网膜脉络膜炎

视网膜脉络膜炎属中医"视瞻昏渺"范畴。

【临床表现】

患眼视力减退，视物动荡，视野缩小，有时伴眼球胀痛。

【治则】

活血化瘀。

【处方】

风池、攒竹、瞳子髎、睛明。

【操作】

上穴灸刺之，取患侧穴位，速刺法。睛明、攒竹用遮挡法，风池刺向鼻尖，瞳子髎斜针直刺法，间隔1日治疗1次，10次为1个疗程，疗程间休息3日，4~5个疗程症状可完全消失。

【方义】

本方所取穴位均为邻近局部取穴，可起到活血破瘀、清头明目的作用，故行之显效。

九、视网膜中央动脉阻塞

视网膜中央动脉阻塞属中医"暴盲"范畴。

【临床表现】

患眼突然失明。仅有光感，瞳孔中度散大，反应迟钝，黄斑部呈樱桃红色，动脉显著变细，呈线状，视神经乳头边缘模糊变白。

【治则】

疏风清热，畅通气血。

【处方】

睛明、合谷。

【操作】

上穴灸刺之，速刺法。睛明先取患侧，再刺健侧，均用遮挡法进针。合谷取双侧穴位。间隔1日治疗1次，10次为1个疗程。疗程内可恢复视力。

【方义】

本方取睛明为局部取穴，可调整眼部气血，主治一切目疾；合谷为远端取穴，调理面部气机，疏风散热，理气活血。远近相配，相得益彰，则病得愈。

十、中心视网膜炎

中心视网膜炎属中医"暴盲"范畴。

【临床表现】

症见患眼突然视物不清，伴有头痛目眩。

【治则】

滋阴补肾，平肝潜阳，清火明目。

【处方】

风池、攒竹、球后、太冲、太溪。

【操作】

上穴灸刺之。攒竹、球后取患侧，以10mm毫火针，均用遮挡法速刺之。球后偏眶腔下壁刺，风池向对侧眼部刺，太冲、太溪取双侧穴位。间隔1日治疗1次，10次为1个疗程。疗程间休息3天，2个疗程后患眼黄斑部水肿消失，视力得以恢复。

【方义】

本方所取风池为目脉络之要穴，邻近取穴，可清火祛翳明目；攒竹、球后为局部取穴，通治目疾，可疏调眼区经气，畅络宜目；太冲乃肝经原穴，功擅疏肝理气，为远端取穴，以行气化湿，清热化瘀；配肾经原穴太溪，滋阴补肾，此二原穴同用，使气机通畅，升降有序。如此众穴合用，才能调节全身机体，以达到治愈局部病变的目的。

十一、视神经萎缩

视神经萎缩属中医"青盲"范畴。

【临床表现】

患眼失明，患眼视神经乳头苍白、边清，视网膜动脉变细。

【治则】

滋补肝肾。

【处方】

风池、光明、蠡沟、睛明、球后、肾俞、肝俞、气海。

【操作】

上述穴位灸刺之。睛明、球后取患侧，均以10mm毫火针遮挡法速刺之；风池向对侧眼部速刺，每次选7～8个刺点进行速刺。两侧穴位交叉使用。间隔1日治疗1次，10次为1个疗程。疗程间休息3天，5～7个疗程后，患眼黄斑部水肿消失。

【方义】

本方所取风池，有疏通经气，益肝明目之功；加胆经络穴光明、肝经络穴蠡沟，更助养肝明目。睛明系足太阳经穴，是手太阳、足阳明和阴跷、阳跷脉之会穴，针之有疏风清热，补肾益目之功。球后属局部用穴，清头明目，配肝俞、肾俞、气海，以达滋补肝肾之功。诸穴合用，相得益彰，故显效。

十二、癔病性失明

癔病性失明属中医"暴盲"范畴。

【临床表现】

双目失明，不辨光亮。查眼底正常。

【治则】

清肝明目。

【处方】

睛明、光明、太冲、三阴交。

【操作】

上穴灸刺之。睛明双穴，取10mm毫火针，均遮挡法速刺之；余穴亦取双穴，顿刺速刺之，出针前提插泻之。间隔1日治疗1次。

【方义】

本方所取睛明、光明为治眼病要穴，有清肝明目之用。光明又为足少阳经络穴，配足厥阴肝经原穴太冲，共奏明目之效。取三阴交旨在滋养阴精，通经活络，柔肝明目。故上方合用，共达平肝潜阳之效，则患眼可复明而病愈。

十三、斜视

斜视属中医"风牵偏视"范畴。

（一）肝肾阴虚型

【临床表现】

双眼复视、近视、散光。初视力模糊，后看物体左右交错，相互靠拢，读写时间稍长可感笔画紊乱。伴头痛头晕、恶心、心悸等症。

【治则】

补益肝肾，滋水涵木。

【处方】

睛明、瞳子髎、太阳、翳风、合谷、肝俞、胆俞、肾俞、命门、志室。

【操作】

上述穴位灸刺之。睛明取10mm毫火针，遮挡法速刺之；太阳、瞳子髎斜针直刺，顿刺法；余穴速刺法。每次选7~8个刺点，穴位轮流交叉使用。间隔1日治疗1次，10次为1个疗程。疗程间休息3天，2~3个疗程得以恢复。

【方义】

本方取睛明、志室、命门及肝俞、胆俞、肾俞、合谷，可疏通膀胱经气，滋水涵木；取瞳子髎、翳风刺之，可疏肝利胆，清头明目；太阳为奇穴，治疗眼目疾病有验效。故上方合用，可补肝肾，滋水涵木，则病症可治。

（二）麻痹性斜视

【临床表现】

视力正常，斜视，患眼视物双影，眼球不能外展。

【治则】

疏利肝胆，调节气血。

【处方】

瞳子髎、四白、风池、合谷、光明。

【操作】

诸穴灸刺之。瞳子髎、四白斜针直刺，顿刺法。风池向对侧眼速刺，合谷、光明速刺之。间隔1日治疗1次，10次为1个疗程。疗程间休息3天。

【方义】

肝开窍于目，肝与胆相表里，取胆经之风池、瞳子髎，络穴光明，以利肝胆之气机。四白穴可调节局部气血；合谷为手阳明原穴，多气多血，是治疗面部诸疾的主穴。

第十八章　其他疾病

第一节　复发性口腔溃疡

复发性口腔溃疡在临床上是常见病、多发病，又称阿弗他口炎。复发性口腔溃疡在医学上是口腔黏膜的一种损害，实际上它不是独立的疾病，其发生机制至今尚不十分明了。

【临床表现】

复发性口腔溃疡主要症状是疼痛，严重影响生活质量。临床表现为口舌生疮，周围黏膜充血、水肿的范围较广泛，色红。舌质红紫，舌苔黄厚，脉数。

【治则】

泻火通瘀，培补正气。

【处方】

阿是穴、合谷、中脘、足三里、三阴交、涌泉。

【操作】

点烙阿是穴，选择长于30mm的毫火针，利用烧红的针柄点刺、灼烙溃疡处。患者仰卧，张口，将疮面充分暴露，助手戴指套将舌体固定，使其不动，口腔内无须消毒，直接对疮面进行灼烙。动作宜仔细轻缓。点烙时针尾要烧透，一烧一烙，只烙不刺，但不要伤及正常黏膜。点烙不是很痛。如疮面较大或数目较多，也可先行黏膜麻醉而后点刺。

合谷、中脘、三阴交、涌泉，取20mm毫火针，足三里取30～35mm毫火针，中脘、三阴交、涌泉用速刺法，合谷、足三里用留刺法，留针5分钟。针刺涌泉穴时患者取俯卧位，并调整涌泉位置，使穴面向上，便于针刺。

3日后未愈之疮面可再行点烙。3日治疗1次，直到治愈。

【方义】

火针点烙阿是穴，可活血通瘀，祛毒杀菌，立时止痛。合谷有通络止痛，息口面火疾之效。中脘为胃之募穴，又是腑会之处，火针刺之既能温升诸腑之阳，培补正气，又能和胃化痰，温中健脾，贻养万物。足三里为足阳明合穴，"合治腑病"，可健脾强胃，是生化之源，能养血平肝，使气血充足，浊气下降。三阴交属脾经，足三阴经交会穴，能温三阴经之阳气，可扶脾胃，疏滞调气，对肝、脾、肾有通调作用。涌泉为肾经井穴，人身水之根源，火针针刺涌泉可引火下行，以水济火，而使阴阳平衡。上取阿是穴，下取经穴，诸穴上下呼应，标本兼治，功奏桴鼓。

第二节　颈淋巴结结核

中医学将颈淋巴结核称为"瘰疬"，破溃后的称为"鼠疮"。

【临床表现】

颈淋巴结慢性肿大，淋巴结质硬、成堆、粘连成串，或液化破溃形成慢性窦道。

【治则】

温经散寒，益阳调气，畅通气血，去腐生肌。

【处方】

阿是穴、大椎、肩井、肺俞、瘰疬、肾俞、天井、足三里。

【操作】

颈淋巴结按患病程度有质硬实心和波动两种，治疗方法亦有差异。

病灶质硬实心者，取能刺入核心（10～15mm）的毫火针，在病灶中心刺1针，根据结核体积大小，病灶周围再围刺2～4针。均用速刺法。病灶破溃的，局部皮肤麻醉后，取粗火针刺入淋巴结的中心。如已成窦道的，则沿窦道刺入，20秒后拔出，使刺入部位形成孔道。周围再以毫火针围刺2～4针，均用速刺法。针后敷无菌纱布。如病灶表面有波动液化，无须切开，可在火针治疗时用注射器或负压罐将液体抽出，残余脓液由火针针孔自行溢出。

大椎、肩井、天井穴取20mm毫火针，肺俞、瘰疬、肾俞取25mm毫火针，足三里取35mm毫火针，均用速刺法。

每次治疗，经穴选3~4穴，阿是穴针刺2~3针。注意不要将淋巴结刺穿。3日治疗1次。

【方义】

大椎属督脉，手、足三阳经交会穴，可以振奋一身之阳气。肩井属足少阳胆经，为手、足少阳经与阳维脉交会穴，有理气通络，散结止痛之功能。主治乳痈、瘰疬等症。肺俞属膀胱经，善宣通肺气。瘰疬为经外奇穴，善治痈结瘀滞之证，主治已溃或未溃瘰疬，是治疗瘰疬的特效穴。肾俞为五脏之气汇聚和传输部位，能温肾壮阳。天井属手少阳三焦经，手少阳经之合穴，可清热宁神，疏通三焦经气，祛滞祛痰，主治癫痫、瘰疬等疾。足三里是阳明经要穴，为胃经之合穴，全身的强壮穴，取之意在益气养血通络。阿是穴为病灶，不通则痛。取之以疏通经络，活血止痛。上取阿是穴，下取经穴，上下呼应，则效专力宏，奏效显著而迅速。

第三节　冻　疮

冻疮在治疗不及时或疗效不佳的情况下，遇冷则会反复发作。

【临床表现】

双手、双脚和两耳均可患冻疮。严重的病灶可冻烂发紫，痒痛，流脓水，且一遇寒冷反反复复发作。

【治则】

健脾和胃，温经散寒。

【处方】

中脘。

【操作】

患者取仰卧位，常规消毒后，以20mm毫火针留刺中脘5分钟。间隔1日针刺1次，3次为1个疗程。

【方义】

中脘为胃之募穴，八会穴之一，穴属任脉，为手太阳、手少阳、足阳明经之交会穴。腑会中脘，中脘具有健脾和胃、温中化湿、温经散寒的作用。

第四节　腹前壁肌纤维织炎综合征

临床上将腹白线纤维组织炎、腹直肌纤维组织炎、腹股沟韧带劳损，及其纤维组织炎与附近韧带合并的劳损症状统称为"腹前壁肌纤维织炎综合征"。

【临床表现】

腹痛，多见隐痛或持续性钝痛。其压痛部位有的在腹白线上，有的在腹直肌上，有的在腹股沟韧带上。多数病人痛处可触及条索状硬物。也有腹部突然剧痛者。伴有消化道症状，如恶心、呕吐、腹泻及小腹牵拉痛（即小便前，或小便时，或下蹲时产生牵拉痛）。少数表现为腰、背和胸胁部疼痛。

【治则】

舒筋活络，祛痛除邪。

【处方】

阿是穴、中脘、内关、足三里、髀关、太冲。

【操作】

患者取卧位。穴位常规消毒。

痛点或条索状物为阿是穴，每次取 2 ~ 3 个，以 20mm 毫火针速刺。腹白线纤维组织炎及腹直肌纤维组织炎的患者，加中脘穴，取 20mm 毫火针顿刺；腹股沟韧带劳损者，加取髀关、太冲，20mm 毫火针顿刺之；恶心、呕吐者加刺内关、足三里，取 30mm 毫火针留刺，留针 5 分钟。间隔 1 日针刺 1 次，5 次为 1 个疗程。疗程间隔 5 日。

【方义】

腹白线解剖位置正在任脉区域，任脉别络沟通腹部经气；腹直肌在肾经、胃经区域；腹股沟韧带处与肝胆经有关。当腹壁有异常时必定反射到脾胃等脏腑，引起腹膜刺激症状。故取中脘、内关、足三里、髀关和太冲，以反馈内脏，调理脏腑，祛除疼痛。

第五节 术后痛腹症

腹部手术刀口较大或经多次手术致瘢痕长大，造成腹部气血运行障碍，静脉瘀滞，产生疼痛。疼痛发作无明显诱因，可历时多年，时发、阵发，有时需要日服多次止痛药方可止痛。

【临床表现】

术后腹部瘢痕处可触及多条条索硬结，有的腹表多处有瘀滞的青紫静脉。可引发腹部不明原因的疼痛。一般皮下肤软，无深压痛和反跳痛。但可引起浅压痛和压痛点，疼痛剧烈，不可忍受。

【治则】

疏经活络，行血化瘀。

【处方】

关元、中脘、天枢、阿是穴。

【操作】

穴分两组。一组关元、天枢（一侧），阿是穴取 2~3 处；一组中脘、天枢（另一侧），阿是穴 2~3 处。每次选一组，取 20 mm 毫火针。关元、中脘、天枢速刺法。阿是穴留刺 5 分钟，或至针处皮肤红晕为止。出针不闭针孔，出血处只以无菌干棉球擦拭，待其自止，以取其流通之机。间隔 1 日针刺 1 次，避免穴位重复进针。7 次为 1 个疗程。

【方义】

关元为任脉经穴，可温补下焦之元气，有调气血、补肾虚的功能，调理一身之元气。天枢乃气机升降之枢纽，可行气行血，活血祛瘀，达到治疗瘀血闭经之目的。中脘为腑会，又是胃募穴，是气血生化之源。腹表面显紫暗瘀滞静脉及皮下硬结条索压痛处为阿是穴，为局部取穴，直接局部活血化瘀，使气血通调，则痛可止。

第六节 肛 裂

肛管的皮肤全层裂开，并形成感染性溃疡者称肛裂。此为肛门部常见病、多发病。

【临床表现】

肛裂的病变部位多在肛门缘前、后位，或同时存在裂口。

【治则】

温通经络，活血化瘀，祛毒消痛。

【处方】

阿是穴（病灶）。

【操作】

患者取侧卧位，常规消毒，用2%盐酸利多卡因做局部麻醉，然后将分叶式肛门镜涂上润滑剂后缓慢插入肛门，充分暴露肛裂病位，固定肛门镜。

单纯性肛裂，将毫火针针尾平头烧红，在肛裂处直接灼刺，使组织变为白色。观察5分钟，如有渗血，再点刺1~2下止血，如无出血，涂烫伤膏，敷料包扎。

伴发性肛裂，将毫火针针尾平头烧红，将裂口一次性彻底点灼成灰白色，使其结痂。

隐窝处炎症，将毫火针针尾平头烧红，将炎症处点灼成灰白色。

皮下瘘管，将毫火针针尾平头烧红，插入瘘管内，烙灼2~3次即可。

裂痔，将毫火针针尾平头烧红，点灼使其萎缩。

针后患者适当休息2~3天，嘱其多食水果和粗纤维蔬菜，以缓解大便干燥。治疗后切忌暴力强劲大便和蹲厕过久。大便后用1:5000高锰酸钾溶液或温开水清洗肛周，并涂烫伤膏。也可用黄芩、黄连、黄柏、连翘、栀子、大黄各30g，水煎30分钟熏洗肛门。

【方义】

毫火针灼刺有直接去除病灶之功，兼有杀菌之效。于阿是穴操作之可奏效。